RICHARD C. SCHWARTZ

Mutige Liebe

RICHARD C. SCHWARTZ

Mutige Liebe

Beziehungen verstehen und gestalten mit dem IFS-Modell

KÖSEL

Aus Gründen der besseren Lesbarkeit wird bei der Nennung von Personen und Berufsbezeichnungen meist auf eine Differenzierung der Geschlechter verzichtet, selbstverständlich sind jedoch immer alle Geschlechter gleichermaßen gemeint.

Wir haben uns bemüht, alle Rechteinhaber an den aufgeführten Zitaten ausfindig zu machen, verlagsüblich zu nennen und zu honorieren. Sollte uns dies im Einzelfall nicht möglich gewesen sein, bitten wir um Nachricht durch den Rechteinhaber.

FSC www.fsc.org MIX Papier | Fördert gute Waldnutzung FSC® C014496

Penguin Random House Verlagsgruppe FSC® N001967

Dies ist eine überarbeitete Neuausgabe des Titels *Mutige Liebe – Warte nicht darauf, dass dein Partner sich ändert. Umdenken bei Konflikten in Ehe und Partnerschaft,* erstmals erschienen 2019 bei Books on Demand GmbH, Norderstedt.
Übersetzung aus dem Amerikanischen von IFS-Europe e. V. (Astrid-Maria Kern)
Die Originalausgabe erschien unter dem Titel *You Are the One You've Been Waiting For* bei Sounds True, Boulder, CO.

Umschlaggestaltung: Favoritbuero, München, nach einer Idee von Sounds True
Redaktion: Jennifer Wagner
Satz: Satzwerk Huber, Germering
Druck und Bindung: GGP Media GmbH, Pößneck
Printed in Germany
ISBN 978-3-466-34835-0
www.koesel.de

In Liebe meinen Eltern gewidmet,
Gen und Ted Schwartz,
meinen größten Mentoren und Tor-Mentoren

Die Systemische Therapie mit der Inneren Familie

Internal Family Systems Therapy^{SM} – kurz IFS-Therapie – ist eine sich schnell verbreitende Methode im Feld der Psychotherapie. Innerhalb der letzten vierzig Jahre hat sie sich zu einem hilfreichen Ansatz bei menschlichen Problemen entwickelt, der verständnisvoll, stärkend, ermutigend, wirksam und nicht pathologisierend ist.

Das System der Inneren Familie (IFS) bietet Menschen Hilfe, indem sie lernen, nach innen zu gehen und ihren unterschiedlichen »Teilen« – Gefühlen oder Gedanken – zuzuhören. Während dieses Prozesses befreien sie sich von Lasten, die ihr Leben einschränken, etwa von extremen Glaubenssätzen, Emotionen, Empfindungen oder Bedürfnissen. Entlastete Personen haben mehr Zugang zu ihrem Selbst, der wertvollsten menschlichen Ressource. Sie können ihr Leben von diesem zentrierten, selbstsicheren, zuversichtlichen und mitfühlenden Ort aus gestalten.

Inhalt

Danksagung 13

Einführung 15

Die drei Projekte 18

Romantische Rettung: Debbies Geschichte 21

Sich selbst um die eigenen Teile kümmern 23

Das Selbst 25

Interaktion von Selbst zu Selbst 26

Für die Teile sprechen 26

1. Kulturelle Hemmnisse für Nähe in Beziehungen 29

Isolation 29

Kultureller Druck: Rettung durch Romantik 30

Sich von gefährlichen Gewässern fernhalten 33

Das leere Selbst 35

Eine andere Art von Glück 39

Ein grausamer Scherz 41

Gender-Sozialisation 43

Multiplizität versus Mythos der einheitlichen Persönlichkeit 53

2. Wie sich Verbannte entwickeln und welchen Einfluss sie auf unser Leben haben 61
Die Metapher der Magischen Küche 61
Gut genährte Teile 65
Wie Verbannte sich entwickeln 68
Drei Arten, wie Teile verbannt werden können 71
Wir vergraben unsere Freude 75
Die Macht der Verbannten 76
Verbannte finden und heilen 81
Extreme Glaubenssätze über Beziehungen 83
Bindungstheorie und Verbannte 97
Ausgangspunkte und Tor-Mentoren 107
Zusammenfassung 108
Lösung 110

3. Mutige Liebe und dem Untergang geweihte Beziehungen 113
Neo-Verbannte: Teile, die von der Beziehung verbannt wurden 113
Die Macht der Verlustangst schafft Neo-Verbannte 117
Mutige Liebe 123
Dem Untergang geweihte Beziehungen 132
Die Befürworter, die Gegner und die Neutralen 139
Beschützer bemerken 141
Zusammenfassung 144

4. Ein Beispiel für Wachstum in Richtung Selbstführung 149

Kevin Bradys Geschichte 149

Traumafolgen 150

Kevins Beschützer 153

Festung mit Rissen 154

Die Ängste der Beschützer 156

Nach innen gehen 159

Der suizidale Teil 160

Verbannten bei der Heilung helfen 163

Helens Arbeit 168

Die Paartherapie-Sitzungen 170

Das Zentrum des Sturms sein 173

Für die Teile sprechen statt aus ihnen heraus 175

Selbstführung als Möglichkeit der Interaktion 177

Wiedergutmachung 182

Das Zentrum des Sturms bleiben 183

Wenn Sie selbst die Hauptverantwortung für Ihre Teile übernehmen 185

Probleme vorhersehen 187

Der Partner als Tor-Mentor 189

Aufwärtsspirale 193

5. Werden wir praktisch: Wie man in Beziehungen mutig lieben kann 199

Dem Beziehungs-Ausgangspunkt folgen 200

Wenn sich ein Teil von der Beziehung verbannt fühlt 202

Wenn ein Teil Schmerz oder verbannte Teile beschützt 205

Polarisierung von Teilen 207

Die Teile zum Vorschein bringen 209

Gespräche von Selbst zu Selbst 211

6. Das Gesamtbild 231

Konflikt 231

Nähe 238

Viel Glück 244

Anmerkungen 247

Literaturverzeichnis 251

Über den Autor 253

Übungsübersicht 255

Danksagung

Der Inhalt dieses Buchs ist hart erarbeitet. Ich hatte viele Beziehungen, die man als vertraut bezeichnen könnte, und in jeder einzelnen lernte ich etwas. Zu meinen besten Lehrern gehörten meine Klienten, die meine Teile herausforderten. Sie erlaubten mir, mit ihren inneren und äußeren Familien zu experimentieren. Ich bin all diesen Menschen sehr dankbar.

Meine erste Ehefrau Nancy hat mich eine Menge über intime Beziehungen gelehrt und während meines Lernprozesses selbst gelitten. Meine zweite Frau Jeanne profitiert zwar von meiner Lernentwicklung, hilft mir aber auch dabei, viele weitere meiner Teile ausfindig zu machen und sie zu heilen. Auf meinem Weg habe ich erkannt, dass diese Sache mit der Nähe ein lebenslanger Prozess ist, und ich bin Jeanne dankbar, dass sie es mit mir aushält.

Viele Ideen dieses Buchs sind aus Diskussionen mit bekannten IFS-Ausbilderinnen und -Ausbildern hervorgegangen. In diesen Diskussionen gingen wir der Frage nach, wie IFS in der Paartherapie angewandt werden kann. An diesen Diskussionen waren viele Trainer und Trainerinnen beteiligt. Besonders hervorheben möchte ich allerdings Toni Herbine-Blank, die eine erstaunliche Intuition auf diesem Gebiet hat, und Susan McConnell, deren Weisheit sich auf so viele Gebiete erstreckt.

Die überwiegende Zeit meiner beruflichen Tätigkeit habe ich mit heterosexuellen Cisgender-Paaren gearbeitet. Das hat sich in den letzten Jahren geändert. Dennoch basieren die Beispiele im Buch auf diesem Großteil meiner klinisch-therapeutischen

Arbeit. Meines Erachtens sind viele der Einsichten und Praktiken allgemeingültig, unabhängig von der Geschlechtsidentität oder der sexuellen Orientierung. Dennoch erkenne ich an, dass nicht heterosexuell- oder cisgender-identifizierte Leserinnen und Leser die Dynamiken und oft sehr herausfordernden gesellschaftlichen Einschränkungen, denen ihre Liebesbeziehungen ausgesetzt sind, als in diesem Buch nicht ausreichend repräsentiert sehen könnten.

Einführung

Es ist meine erste Therapiestunde mit Kurt und Marissa. Marissa durchbricht die anfängliche Spannung, indem sie erklärt, dass ich womöglich die letzte Hoffnung für sie sei. Seit vier Jahren seien sie unglücklich und bereits bei drei anderen Paartherapeuten sowie einigen Wochenendseminaren für Paare gewesen. Dort hätten sie Kommunikationsstrategien kennengelernt. Die anschließenden Versuche, sie genau umzusetzen, seien manchmal kurzfristig hilfreich gewesen. Sobald sie aber einen wunden Punkt des anderen berührten, funktionierten diese Methoden nicht mehr. In der Therapie erarbeiteten sie sogar praktikable Kompromisse für immer wiederkehrende Beziehungsthemen, trotzdem blieb die generelle Unzufriedenheit mit dem jeweils anderen bestehen.

Kurt stimmt den Aussagen seiner Partnerin zu und ergänzt, dass er sich völlig hilflos und verzweifelt fühlt. Er habe bereits viele Beziehungen gehabt, hätte aber mit dem Heiraten gewartet. Er sei sich nie wirklich sicher gewesen, die Richtige gefunden zu haben. Kurt sagt über seine Beziehung zu Marissa: »Wir waren so verliebt, haben so viel gemeinsam und sind beide intelligent. Warum schaffen wir es nicht, eine funktionierende Beziehung zu führen? Ich hatte in meinem Leben immer Erfolg. Wenn ich etwas will, arbeite ich hart daran, es zu bekommen. Normalerweise gelingt mir das auch. Wenn ich mich mit einem Problem wirklich auseinandersetze, kann ich es lösen. Die Sache mit der Ehe ist mein einziges großes Versagen.«

Es gibt viele Paare wie Kurt und Marissa. Sie arbeiten ernsthaft an den von unserer Kultur und ihren Beziehungsexperten implizierten Grundproblemen – u. a. Kommunikationsprobleme und mangelndes Einfühlungsvermögen. Dann stellen sie erschüttert fest, dass sich ihre Partnerschaft trotzdem nicht verbessert. Kurt und Marissa beschuldigen mal sich selbst, mal den anderen dafür, dass es ihnen nicht gelingt, ein harmonisches Leben miteinander zu führen und die wichtigste Beziehung in ihrem Leben zufriedenstellend zu gestalten. Was wäre, wenn eine falsche Vorannahme schuld daran wäre?

Was wäre, wenn es Kurt und Marissa unmöglich gelingen könnte, glücklich miteinander zu sein – unabhängig davon, wie gut sie kommunizieren oder wie groß ihre Bereitschaft ist, nachzugeben und sich in den anderen einzufühlen? Paaren wird gesagt, sie würden glücklich miteinander, wenn sie nur genug aufeinander eingingen. Jeder Partner wird gefragt, was er vom anderen braucht. In vielen Therapien geht es darum, dass sich jeder dahingehend verändert, die Bedürfnisse des anderen zu befriedigen. Was wäre, wenn der Lösungsansatz, aufeinander einzugehen, die Schwachstelle ist, durch die Paare scheitern? Ich bin der festen Überzeugung, dass es so ist. Es gibt in jedem Partner und im Kontext seines Lebens Bedingungen, die es unmöglich machen, die ersehnte vertraute, respektvolle Verbindung und Unterstützung zu finden – es sei denn, die Bedingungen werden verändert. Dieses Buch beschreibt diese Bedingungen und zeigt klar auf, wie man sie verändern kann. Ein kontrollierender, abhängiger, besitzergreifender oder distanzierter Bezug zueinander wird oft zur destruktiven Gewohnheit. Dieses Buch soll Paaren dabei helfen, ihn durch etwas zu ersetzen, das ich »mutige Liebe« nenne.

Wenn jeder Partner den anderen mutig liebt, lösen sich viele Streitereien in Luft auf, mit denen die meisten Paare sonst zu kämpfen haben. Das wird möglich, weil keiner der Partner mehr die Hauptverantwortung für das Wohlbefinden des anderen tragen muss. Stattdessen weiß jeder, wie er sich seiner eigenen empfindlichen Stellen annehmen kann. So muss keiner den anderen in eine Form pressen oder dessen Tagesablauf kontrollieren.

Mutige Liebe umfasst eine Akzeptanz aller Anteile des anderen, denn es besteht kein Drang mehr, den anderen in die Rolle als Eltern, Erlöser, Selbstverstärker oder Beschützer einzusperren. Der andere spürt eine wunderbare und ungewohnte Freiheit. Ihr Partner oder Ihre Partnerin hat nicht mehr den Eindruck, dass er oder sie sich vor Ihnen schützen muss, und kann sein beziehungsweise ihr Herz offenhalten.

Die Fähigkeit, emotional gut für sich zu sorgen, ermöglicht folglich die Nähe, die Sie suchen. Sie sind mutig genug, Ihrem Partner zu erlauben, Ihnen nahezukommen. Er oder sie kann auch auf Distanz gehen, ohne dass Sie überreagieren müssen. Mit weniger Angst vor Verlust oder Verletzung können Sie den anderen annehmen, wie er ist, und sich an seiner Liebe zu Ihnen freuen.

Ist die obige Beschreibung weit von der aktuellen Realität Ihrer Beziehung entfernt? Denken Sie: »Das klingt gut, aber wo werde ich jemanden finden, der weit genug entwickelt ist, um mich so zu behandeln?« Vielleicht brauchen Sie nicht so weit in der Ferne zu suchen, wie Sie denken. Es bedarf eines Umdenkens, eines U-Turns (you-turn) – bei Ihnen und bei Ihrem Partner sowie einer anderen Art der inneren Beziehungsgestaltung. Dann entsteht mutige Liebe ganz von selbst. Gleichzeitig werden Sie feststellen, dass Ihr Partner nicht für Sie sorgen muss, da Sie sich selbst eine Menge Unterstützung geben können.

In unserer zweiten Therapiestunde schlug ich Kurt und Marissa einen solchen U-Turn, also eine Kehrtwende, vor. Sie reagierten so, wie die meisten Paare es anfänglich tun. Marissa sagte: »Ich bin bereit, mir meinen Anteil anzusehen, aber Kurt ist derjenige, der ständig mein Selbstwertgefühl untergräbt. Es gibt kaum einen Tag, an dem er nicht etwas an mir auszusetzen hat.« Kurt seinerseits ging ebenfalls in den Widerstand: »Soll ich einfach an mir arbeiten und akzeptieren, dass Marissa kein Interesse an Sex hat? Erwarten Sie, dass ich mit einer platonischen Ehe zufrieden bin?«

Was ich in diesem Buch vorschlage, ist in unseren westlichen Kulturen schwer zu vermitteln. Wir sind in erster Linie darauf aus, von unseren Partnern das zu bekommen, was wir für unser Wohlbefinden brauchen. Wir glauben nicht, dass wir viel von uns selbst bekommen können. Wir möchten eher die Quelle des Schmerzes in der Außenwelt als unsere Innenwelt verändern. Dieser nach außen gerichtete Fokus – und die Therapien, die diese Herangehensweise teilen – sind im besten Falle in der Lage, die inneren und äußeren Stürme vorübergehend zu beruhigen, die nach und nach die fruchtbare Erde unserer Beziehungen erodieren. Es gibt einen anderen Weg und wir werden ihn in diesem Buch erforschen. Davor möchte ich allerdings noch einen kritischen Blick auf den Lösungsansatz werfen, auf die Bedürfnisse des Partners eingehen zu müssen.

Die drei Projekte

Aus Gründen, die auf den folgenden Seiten ausführlich erläutert werden, kann es Ihrem Partner nicht gelingen, Ihr Wohlbefinden langfristig zu gewährleisten. Wenn Sie zum Beispiel in Ihrem Leben viel Einsamkeit und Ablehnung erfahren haben, kann seine Liebe die Wolke der Wertlosigkeit und Selbstablehnung nur vorübergehend vertreiben. Sie wird immer wieder zurückkommen, sobald er oder sie abwesend oder schlecht gelaunt ist. Wenn Sie die Beziehung in der Erwartung eingehen, Ihr Partner sei ein solcher Erlöser, werden Sie unvermeidlich irgendwann enttäuscht werden.

Unsere westliche Kultur und ihre Paartherapeuten haben uns falsche Landkarten und ungeeignete Arbeitsmittel an die Hand gegeben. Uns wurde gesagt, dass die Liebe, die wir brauchen, ein vergrabener Schatz ist, der im Herzen eines besonderen Liebespartners versteckt sei. Sobald wir diesen Partner gefunden haben, sollte die Liebe, nach der wir uns sehnen, wie ein Elixier fließen. Sie soll unsere leeren Räume füllen und unseren Schmerz heilen.

Wenn diese Liebe zu fließen aufhört, auch wenn es nur für einen Moment ist, bekommen wir Angst. Wir beginnen, an einem von drei Projekten zu arbeiten. Die ersten beiden zielen darauf ab, den Partner wieder zurück in die liebende Erlöser-Rolle zu drängen. Beim dritten Projekt geht es darum, diesen Erlöser aufzugeben und nach Alternativen zu suchen.

Die Aufgabe des ersten Projekts ist es, unseren Partner dazu zu zwingen, sich zurückzuverwandeln. Wir packen stumpfe Sägen, Skalpelle oder das Dynamit aus, um die Verkrustungen rund um sein Herz aufzubrechen. Wir flehen, kritisieren, fordern, verhandeln, verführen, entziehen uns und beschämen ihn – nur um ihn dazu zu bringen, sich zu verändern. Die meisten Partner widerstehen unseren groben Versuchen, eine solche Operation am offenen Herzen an ihnen vorzunehmen. Sie spüren die implizite Kritik oder Manipulation hinter diesen Veränderungsversuchen und beginnen, sich zu verteidigen.

Beim zweiten Projekt wenden wir diese groben Werkzeuge bei uns selbst an. Als Erstes versuchen wir, herauszubekommen, was unser Partner an uns nicht mag. Dann versuchen wir, uns so zu verwandeln, wie er uns vermeintlich haben möchte – selbst wenn wir uns damit sehr weit von unserer wahren Natur entfernen. Wir verwenden Selbstkritik und Scham, um Teile unserer Persönlichkeit oder unserer überflüssigen Pfunde von unserem Körper abzutrennen. Wir hoffen, dass er uns lieben wird, wenn wir ihn nur zufriedenstellen. Weil dieses Projekt der Selbsttransformation nicht authentisch ist, schlägt es üblicherweise fehl.

Das dritte Projekt wählen wir, sobald wir es aufgegeben haben, die Liebe, nach der wir uns sehnen, von unserem Partner zu bekommen. Dann beginnen wir, unser Herz für ihn zu verschließen. Wir suchen einen anderen Partner, machen uns gegenüber dem Schmerz und der Leere empfindungslos, lenken uns so ab, dass wir beim ursprünglichen Partner bleiben können, oder wir machen uns ausreichend empfindungslos oder lenken uns genug ab, um allein leben zu können.

Bei allen drei Projekten ist Verbannung das zentrale Thema: Beim ersten versuchen wir, den Partner dazu zu bringen, die Teile von sich zu verbannen, die uns bedrohen. Beim zweiten arbeiten wir daran, die Teile von uns zu verbannen, von denen wir denken, dass er sie nicht mag. Beim dritten verbannen wir die Teile von uns, die an ihm hängen. Wie ich später noch ausführen werde, zahlt die Beziehung einen Preis, wenn sie Verbannte schafft.

Paare, die in Therapie kommen, beklagen sich über alles Mögliche. Trotzdem ist es für gewöhnlich nicht schwer, einige Kombinationen dieser drei Projekte hinter ihren dysfunktionalen Interaktionsmustern zu erkennen. Das liegt daran, dass so gut wie jeder und jede von uns Tresorräume voller Schmerz, Scham und Leere in sich trägt. Allerdings kennt keiner eine andere Möglichkeit, mit diesen Emotionen umzugehen, als sich empfindungslos zu machen oder sich abzulenken. Das tun wir so lange, bis wir schließlich die Liebe des Lebensgefährten oder der Lebensgefährtin bekommen.

Romantische Rettung: Debbies Geschichte

Die Bestseller-Autorin Debbie Ford beschreibt ihren eigenen Kampf mit den Gefühlen der Wertlosigkeit folgendermaßen:

»Als ich fünf Jahre alt war, war mir die Stimme in meinem Kopf bereits sehr vertraut, die mir sagte, dass ich nicht gut genug bin, dass mich keiner will und dass ich nirgendwo hingehöre ... Tief in mir glaubte ich, dass mit mir etwas nicht stimmt, und ich unternahm sehr viel, um meine Mängel zu verbergen.«[1] Diese Aussage könnte jeder meiner Klienten oder ich selbst treffen. Jeder von uns muss also so lange Strategien entwickeln, um all diese innere Angst zu kontrollieren, bis wir endlich die Person finden, deren Liebe sie zum Verschwinden bringt. Zumindest wurde es uns so beigebracht.

Als Kind war Debbies Angstbewältigungsstrategie, sich mittels Charme und guter Noten einen ständigen Zustrom an Bestätigung zu verschaffen. Das übertönte zumeist die negativen Stimmen in ihr, allerdings nicht immer: »Wenn ich niemanden fand, der mich bestätigte oder mir sagte, dass ich in Ordnung bin, schlich ich mich zum durchgängig geöffneten Supermarkt, um mir eine Packung Brownies und eine Flasche Cola zu kaufen. Mit dieser Zuckerdosis fühlte ich mich gut.« Als Debbie zwölf Jahre alt war, ließen sich ihre Eltern scheiden. Der Schmerz und die Scham dieses plötzlichen Ereignisses entzündeten all die brennenden Emotionen, die sie zurückgehalten hatte. Sie befeuerten außerdem ihre tief sitzende Angst, dass sie unzulänglich und beschädigt sei und ihr das Leben übel mitgespielt habe.[2]

»Kann nicht dieser besondere Jemand kommen und mich lieben?« Eine Version dieser wehmütigen Frage ist in jedem von uns vorhanden. Sie treibt unsere äußere Schatzsuche und unsere groben Versuche mit Operationen am offenen Herzen voran. In diesen dunklen Momenten fühlen wir uns so belastet, so verzweifelt, so allein, dass eine Art romantische Rettung die einzig wahre Lösung zu sein scheint. Viele Botschaften, die wir diesbezüglich von Freunden, Familie und den Medien bekommen, verstärken unseren Hang zu dieser trügerischen Lösung.

Debbie setzte weiterhin ihre Leistung und ihr perfektes Erscheinungsbild dazu ein, ihren Kopf über dem Sumpf der Selbstablehnung zu halten. Allerdings stellte sie fest, dass das nicht ausreichte: »Ich versuchte, den ständigen inneren Lärm zum Verstummen zu bringen, indem ich mich mit Drogen betäubte. Ich war wie hypnotisiert von diesem inneren Dialog, der immer und immer wieder in mir ablief, von der Geschichte meines ewigen Scheiterns, darüber, dass ich nie die Liebe, Sicherheit und den inneren Frieden erlangen würde, die ich so verzweifelt ersehnte.«[3]

Ihre fieberhafte Suche nach Erleichterung führte sie – wie vorauszusehen war – zu äußeren Schatzsuchen unterschiedlichster Art. »In meinen Zwanzigern gehörten auch Männer zu meinem Schmerzlinderungsrezept. Unglücklicherweise schienen diese Beziehungen immer zu scheitern. Sie begannen mit einem Hoch, das dem Heilsversprechen gerecht wurde. Sie endeten mit einem Tief, das mich in ein noch tieferes Loch stürzte als je zuvor.«[4]

Dieser letzte Satz fasst die Erfahrungen zusammen, die fast jeder von uns kennt. Wir fühlen eine starke freudige Erregung, wenn wir den auserkorenen Erlöser finden, der uns liebt. Er wird beweisen, dass wir überhaupt nicht wertlos sind, und uns endlich die langersehnte Erlösung bescheren.

In diesem Buch widmen wir uns dem Problem, dass unser Partner unser Gefühl von Wertlosigkeit genauso wenig wegwischen kann wie Essen, Drogen, ein hoher Leistungsanspruch oder ein perfektes Erscheinungsbild. Folglich wird unser Partner diese verzweifelten Teile von uns enttäuschen. Das wird uns in ein noch tieferes Loch der Hoffnungslosigkeit und Verzweiflung stürzen. Das wiederum wird uns dazu veranlassen, uns in eines der drei zuvor besprochenen Projekte zu stürzen.

Sich selbst um die eigenen Teile kümmern

Glücklicherweise gibt es eine Möglichkeit, den Schmerz und die Scham abzulegen, die diese Verhaltensmuster antreiben. Der erste Schritt dazu ist die Verschiebung des Fokus. Wie Debbie mühen wir uns ab, unserem Innenleben auszuweichen. Wir lenken unsere Aufmerksamkeit auf äußere Lösungen, wie auf das Finden oder Wechseln des auserkorenen Erlösers. Ich rege daher in der Therapie eine komplette Kehrtwende an: Ich versuche, die Aufmerksamkeit der Paare eher auf ihre inneren Welten zu lenken, die sie zu betreten fürchten, als auf etwas Äußeres.

Wenn Menschen nach innen horchen, begegnen sie einer Menge unterschiedlicher Gefühle, Fantasien, Gedanken, Impulse und Empfindungen. Sie machen den Hintergrundlärm unseres alltäglichen »In-der-Welt-Seins« aus. Menschen können ihren Fokus darauf gerichtet halten und einem dieser inneren Erfahrungszustände Fragen stellen. Dann bemerken sie, dass es sich um mehr als einen vorübergehenden Gedanken oder ein vorübergehendes Gefühl handelt. In jedem von uns gibt es eine komplexe Familie von Unterpersönlichkeiten, die ich »Teile« nenne.[5] Aufgrund dieser Teile können wir zur gleichen Zeit viele gegensätzliche und verwirrende Bedürfnisse haben. Der amerikanische Poet Walt Whitman verweist in seinem Lied »Song of myself« darauf: »Widerspreche ich mir? Sehr gut, dann widerspreche ich mir. (Ich bin groß, ich beinhalte Vielheit).«[6] Also beinhalten wir alle Vielheit. Die Belehrung des Orakels von Delphi, »Erkenne dich selbst«, müsste eigentlich heißen: »Erkenne deine vielen Selbst.«

Ich bezeichne diese oft zerstrittenen Unterpersönlichkeiten als »Teile«, da meine Klienten sie so nannten, als ich mit dieser Art von Arbeit begann. »Ein Teil von mir möchte verheiratet und treu bleiben, aber ein anderer möchte frei sein und jeden Morgen im Bett einer anderen Frau aufwachen«, könnte ein Klient zum Beispiel sagen. Ein anderer könnte bemerken: »Ich weiß, dass ich in meinem Beruf erfolgreich bin. Ein Teil von mir sagt mir jedoch, dass es nur eine Frage der Zeit ist, bis meine Frau herausfindet, wie dumm und inkompetent ich wirklich bin.« Die kritische Stimme, die Debbie Ford mit so viel Selbstablehnung volldröhnt, ist ein Beispiel für einen typischen Teil: den Beschützer. Er versucht, sie davon abzuhalten, Risiken einzugehen, indem er ihre Selbstsicherheit untergräbt. Ein verletzlicher und kindlicher Teil glaubt ihrer Kritik und fühlt sich infolgedessen wertlos und leer. Er ist ein Beispiel für die Teile-Art, die ich »Verbannte« nenne.

Als ich mit der Teile-Arbeit begann, staunte ich: Klienten konnten mit ihren Teilen innere Gespräche führen, wenn es mir in unseren Stunden gelang, eine sichere und akzeptierende Atmosphäre herzustellen. In einem kraftvollen Zustand innerer Fokussierung konnten sie mit ihren Teilen in einen Dialog treten. Sie konnten sie fragen, was sie dazu bringt, auf eine so irrationale oder sich selbst ablehnende Art zu reagieren. Beim Hören der Antworten begann das zuvor irrational erscheinende Verhalten plötzlich Sinn zu machen. Viele Teile erklärten, dass sie in einer Zeit in der Vergangenheit stecken geblieben waren, als diese Verhaltensweisen oder Glaubenssätze verständlich und sogar notwendig waren.

Sie können Ihr eigener Heiler werden: der liebende Mensch, auf den Ihre verletzlichen Teile gewartet haben. Wenn das passiert, muss Ihr Partner oder Ihre Partnerin nicht mehr der Erlöser sein und Sie müssen keines der drei Projekte in Angriff nehmen. Wahre Nähe wird möglich.

In der Vergangenheit bedeutete das nicht notwendigerweise etwas Gutes. Es bedeutete vielmehr, stundenlang in einem Therapiezimmer zu hocken und zu zweit über Ihre Kindheitsverletzungen zu sinnieren. Sie erhofften sich, aufgrund der Einsichten weniger verletzbar zu sein. Dabei machten Sie allerdings oft keine großen Fortschritte. Glücklicherweise sind diese Zeiten nun vorbei, denn jetzt können Sie schnell zur Quelle Ihres Schmerzes und Ihrer Scham vorstoßen. Sie können die Lasten Ihrer Teile abfließen lassen. Während dieses Prozesses beginnen diese Teile, Sie als ihren Heiler wahrzunehmen und Ihnen zu vertrauen. Von diesem Moment an können Sie es genießen, mit Ihrem Partner zusammen zu sein.

Das Selbst

Klienten können lernen, sich auf diese Weise von ihren extremen Gefühlen und Gedanken – ihren Teilen – zu distanzieren. Dann fallen sie spontan in einen ruhigen und zentrierten Zustand, den ich ihr »Selbst« nenne. Ich spüre sofort, wenn das in einer Therapiestunde passiert. Es fühlt sich an, als hätten sich die Moleküle in der Atmosphäre radikal verschoben. Die Gesichter und die Stimmen meiner Klienten verändern sich, werden weicher und ruhiger. Sie werden sich selbst gegenüber offener und weicher. Sie sind bereit, ihre Teile ohne Wut, Abwehr oder Verachtung zu erkunden. Durch den Zugang zu diesem Zustand des

Selbst haben Klienten Zugriff auf etwas viel Tieferes und Fundamentaleres als auf der Ebene der zerstrittenen inneren Kämpfer. Sie haben Zugang zu etwas, das spirituelle Traditionen oft als Seele oder Essenz bezeichnen. Ein Aspekt dieses Zustands wird in vielen Therapien als Achtsamkeit bezeichnet. In diesem Selbst-Zustand wird Klienten bewusst, dass sie bereits wissen, wie sie für ihre inneren Verbannten selbstständig sorgen können. Sie realisieren, dass diese Teile keine Rettung brauchen, weil sie sowieso nie schlecht waren. Ich bezeichne diesen Selbst-Zustand als »Selbstführung«.

Interaktion von Selbst zu Selbst

Ich fand heraus, dass Paare radikal anders über ihre Beziehungsprobleme sprachen, wenn ich jeden Partner dabei unterstützte, einen Zugang zu diesem Selbst-Zustand zu erreichen. Ihre Dialoge wichen vollkommen von ihren üblichen abwehrenden und teiledominierten Gesprächen ab. Selbst bei emotionsgeladenen Inhalten konnten die Partner einen respektvollen und mitfühlenden Ton aufrechterhalten. Sie waren in der Lage, zuzuhören, ohne sich zu verteidigen. Kreative Lösungen, die zuvor schwer zugänglich waren, tauchten spontan und ohne irgendeine Intervention meinerseits auf.

Für die Teile sprechen

Die Gefühle der Teile der Klienten waren während dieser Gespräche nicht abwesend. Ganz im Gegenteil: Die Klienten sprachen oft über sehr starke Emotionen. Allerdings hatten sie ein wenig Abstand von ihren Teilen gewonnen und wurden nicht mehr von ihnen überflutet. So konnten sie für diese kraftvollen Gefühle sprechen, statt aus ihnen heraus. In der Vergangenheit hätte Michael zum Beispiel zu Marcia in einem anklagenden und wertenden Ton gesagt: »Ich hasse es, wenn du mich unterbrichst, wenn ich ein Argument vorbringen will.« Nachdem ich ihm half, seine Selbstführung aufrechtzuerhalten, sagte er: »Als du mich unterbrochen hast, hat das einen verärgerten Teil von mir getriggert, der glaubt, dass dir meine Gefühle egal sind.« Michaels Ton blieb voller Mitgefühl. Er konnte neugierig darauf bleiben, warum Marcia ihn unterbrach.

Dieses Buch soll Sie dabei unterstützen, zwei Dinge zu tun, die in all Ihren Beziehungen, vor allem in Ihren Liebesbeziehungen, einen bemerkenswerten Unterschied machen. Das Erste ist, dass Sie – Ihr Selbst – sich vorrangig Ihrer eigenen Verbannten annehmen. So kann Ihr Partner nur die Rolle des Zweitbetreuers übernehmen. Wenn das der Fall ist, können Ihre Beschützer alle ihre Projekte aufgeben. Sie können Ihren Partner so genießen, wie er ist, und nicht nur so, wie Sie ihn vermeintlich brauchen. Ironischerweise wird Ihr Partner im Gegenzug viel eher in der Lage sein, seine Schutzmauer so weit fallen zu lassen, dass er sich auch verletzlich zeigen und Ihnen die offenherzige Liebe geben kann, die Sie suchen.

Der zweite Gewinn dieses Buchs ist, mehr und mehr in der Lage zu sein, mit Ihrem Partner von Ihrem Selbst aus zu kommunizieren. Dadurch können Ihre chronischen Paarkonflikte eher entschärft oder gelöst werden und es kann Sie beide zusätzlich stärken, da es Ihre Nähe und Verbundenheit vertieft.

Ich behaupte nicht, dass es leicht sein wird, diese Ziele zu erreichen. Viele Glaubenssätze und Kräfte in unserer westlichen Kultur streben dem entgegen. Wir tragen alle einen Rucksack mit uns, der diese Aufgabe zusätzlich erschwert. Es erfordert viel Arbeit, manchmal ist vielleicht sogar eine Therapie dazu nötig. Dieses Buch wurde geschrieben, um dieser Arbeit eine Neuorientierung zu geben – um Sie dabei zu unterstützen, klüger statt härter zu arbeiten.

Wenden wir uns nun einigen kulturellen Faktoren zu, die Paarbeziehungen so herausfordernd machen.

1

Kulturelle Hemmnisse für Nähe in Beziehungen

Nähe und Vertrautheit wären kein so großes Problem, wenn Sie von Ihrer Familie oder Kultur dazu ermutigt worden wären, Ihre Verbannten mitfühlend zu beachten. Unglücklicherweise kennen jedoch nur wenige Menschen dieses Geheimnis für erfolgreiche Beziehungen. Wahrscheinlich haben Sie in Ihrer Familie genau das Gegenteil davon gelernt: nämlich Ihre Teile wegzusperren, wenn Sie sich verletzt, bedürftig oder beschämt etc. fühlten. Dann wurden Sie in unserer westlichen Gesellschaft auch noch mit Botschaften bombardiert, wie wunderbar es sein würde, wenn Sie endlich Ihren »Seelenpartner« fänden.

Isolation

Die Verknüpfung intimer Beziehungen mit Romantik, Befreiung und Erlösung mag nötig sein, um uns die moderne Ehe und Familie schmackhaft zu machen. Wie die Kulturanthropologin Margaret Mead sagte: »Die amerikanische Ehe (…) ist eine der schwierigsten Eheformen in der Geschichte der Menschheit.«[7]

Paare waren einst eingebettet in ein Netz von Verwandten und Freunden, von Menschen, mit denen sie gemeinsame Werte teilten und die ihnen unter die Arme griffen. Heutzutage sind Paare isolierte, mobile Einheiten. Von ihnen wird erwartet, dass sie alleine zurechtkommen. Das Paar ist nicht nur von der Allgemeinheit isoliert, sondern die Partner sind oft voneinander abgeschnitten – aufgrund der horrenden Arbeitsanforderungen oder der Kindererziehung fernab eines unterstützenden Netzwerks. Kinder sind in der Tat eines der größten Hemmnisse für Nähe, mit denen Paare zu kämpfen haben. Praktisch jede Studie über Ehezufriedenheit belegt, dass diese mit der Geburt des ersten Kindes jäh sinkt und nicht wiederhergestellt werden kann, bevor das letzte Kind das Haus verlässt.

Letztendlich werden Paare von ihrem Selbst abgeschnitten. Sie sind in einer Gesellschaft aufgewachsen, die sich so mit dem äußeren Schein beschäftigt, dass authentische innere Sehnsüchte ignoriert und gefürchtet werden. Zu diesen beinahe unmöglichen Rahmenbedingungen kommt die Erwartung, dass Ihr Partner Sie glücklich machen soll und dass etwas sehr falsch läuft, wenn er das nicht tut.

Kultureller Druck: Rettung durch Romantik

Diese Annahmen über Ihren Partner bewirken, dass Ihre Verbannten die Erfüllung Ihrer Sehnsüchte eher von einer äußeren Beziehung als von Ihnen selbst erwarten. Dadurch schafft die westlich geprägte Sichtweise auf romantische Liebe als ultimative Erlösung schwierige Rahmenbedingungen. Viele Schriftsteller haben bereits darauf hingewiesen: Die unrealistischen Erwartungen unserer Kultur in Bezug auf Ehen stellen einen wesentlichen Grund für die hohe Scheidungsrate dar. Ich stimme damit insofern überein, als diese Erwartungen das Partner-als-Erlöser-Syndrom fortbestehen lassen.

In dieser Gesellschaft verlassen wir unsere Eltern und unsere Kinder verlassen uns. Der einzige Mensch, der für immer bei uns bleiben soll, ist unser Partner. Solange wir eine hochmobile, vom Äußeren besessene, arbeits- und konsumabhängige Kultur bleiben, müssen unsere isolierten Paare ihre Zufriedenheit zum Großteil wirklich aus der Beziehung schöpfen. Das trifft im Besonderen zu, wenn sie Kinder haben und ihnen den Schmerz einer Scheidung oder das Gefühl ersparen möchten, für das elterliche Wohlbefinden verantwortlich zu sein. Wenn uns gezeigt worden wäre, wie wir unsere Teile selbst heilen können, wären wir in der Lage, viele unserer Bedürfnisse in einer Liebesbeziehung abzudecken. Dann wären wir weniger bedürftig. Viele Erwartungen an Liebesbeziehungen sind nicht per se unrealistisch. Sie können sehr viel von Ihrem Partner bekommen, wenn Sie bereit sind, die Verantwortung für sich selbst zu übernehmen. Wenn Sie selbst Ihren Teilen beistehen, anstatt ihm die Bürde allein aufzuhalsen. Ihr Partner kann vom extremen Druck befreit werden, sich einerseits um Ihre Teile zu kümmern und andererseits mit Ihrer Wut oder Ihrem Schmollen zurechtzukommen. Dann kann er der Liebhaber, Gefährte und Mitabenteurer sein, den Sie sich wünschen. Sobald Sie selbst Ihre eigenen Verbannten heilen, können Sie die Zugbrücke Ihres Schlosses herunter- und Ihren Partner nahe genug an sich heranlassen, um eine erfüllende Partnerschaft zu gestalten.

Georg beklagt sich darüber, dass er seiner Frau Anna scheinbar nichts mehr recht machen kann. Dabei arbeitet er den ganzen Tag hart und verbringt die Abende an den Wochenenden damit, ihrem Sohn beim Fußballspielen oder ihrer Tochter beim Hockey zuzusehen. Anna, eine Buchhalterin, beteuert, dass sie ebenfalls beruflich voll gefordert ist und dass daheim noch eine zusätzliche Schicht Hausarbeit auf sie wartet. Sie hasst Georgs lange Arbeitszeiten und dass sich das Leben der beiden ihrem Gefühl nach nur um Karriere und Kinder dreht. An den Wochenenden treffen sie sich gelegentlich mit einem anderen Paar. Zu zweit gehen sie allerdings nicht mehr aus. Beide fürchten die bedrückende Stille, die immer dann aufkommt, wenn sie keine häuslichen Angelegenheiten mehr zu besprechen haben.

Georgs und Annas Therapeut versucht, ihnen dabei zu helfen, anders zu kommunizieren. Er unterstützt sie dabei, sich nicht mehr mit Vorwürfen zu bombardieren und stattdessen über ihre verwundbaren Gefühle zu sprechen: über Georgs Gefühl, als Ehemann versagt zu haben, und über Annas Einsamkeit und dass sie annimmt, Georg sei die Arbeit wichtiger als sie. Der Therapeut bringt sie dazu, sich gegenseitig genau zuzuhören. Das sollen sie tun, ohne sich zu unterbrechen und einander zu zeigen, dass sie das Gesagte verstanden haben, indem sie es wiederholen. Sie werden auch dazu angeleitet, Zeit füreinander einzuplanen, die Arbeiten im Haushalt gerechter zu verteilen und das auszudrücken, was sie aneinander wertschätzen. Diese Interventionen scheinen zu helfen. Beide berichten, dass es einen großen Unterschied macht, wenn ihr Partner wirklich zuhört und sich in ihre missliche Lage einfühlt. Zusätzlich tut es Georg gut, wenn Anna ihm gegenüber wertschätzender ist. Auch sie meint, dass sie ihre chronische Gereiztheit losgeworden ist, seit Georg im Haushalt mehr Aufgaben erledigt.

Sich von gefährlichen Gewässern fernhalten

Georg und Anna sind ein typisches Beispiel für viele amerikanische Paare aus der Mittelschicht. Auch die Therapie, die sie erhielten, ist gängig. Ich habe jahrelang auf diese Weise mit Paaren gearbeitet, bis mir klar wurde, dass sie die Fortschritte meistens nicht aufrechterhalten konnten.

Ohne die Bestätigung vonseiten des Partners fühlt sich fast jeder mehr oder weniger wertlos, leer, wie ein Versager, einsam, abgelehnt, verzweifelt, hässlich, lästig, unsicher und ängstlich. Da diese Gefühle so unerträglich sind, setzen wir alles daran, sie zu vermeiden. Was wir »glücklich sein« nennen, ist oft nur die Abwesenheit dieser Gefühlszustände. Unser Partner kommt nur allzu oft in die Rolle des Lebensretters: Er oder sie hält unseren Kopf über Wasser, wenn wir im dunklen See aus Schmerz, Scham und Angst herumtreiben. Kein Wunder, dass wir uns so bedroht fühlen und eifersüchtig sind, wenn es so aussieht, als würde unser Partner uns verlassen. Er oder sie hält aus dem einen oder anderen Grund unseren Kopf nicht mehr über Wasser oder drückt uns sogar runter. Dann liegt es auf der Hand, dass wir davon träumen, einen besseren Partner zu finden, und uns wieder auf die Suche machen.

Dieses Kopf-über-Wasser-Glück ist instabil und leicht zu trüben. Unser Partner wird unter der Belastung zusammenbrechen, uns über Wasser zu halten. Große Wellen (wie Misserfolg bei der Arbeit oder Kritik vonseiten unserer Eltern) werden uns überschwemmen, egal wie angestrengt unser Partner sich bemüht, uns zu retten.

Unsere Kultur bietet andere vermeintliche Lebensretter: Fernsehen, Internet, Einkaufen, Arbeit, Rauchen, legale und illegale

Drogen, Alkohol, Pornographie, Prostitution, Schönheitsoperationen, Diäten und Sport, fettes und süßes Essen – einfach alle weitverbreiteten Süchte. Der amerikanische Schriftsteller John Updike drückte es folgendermaßen aus: »Ganz Amerika ist ein riesiges Komplott, das darauf abzielt, dich glücklich zu machen.«[8] Diese Lebensretter sind allerdings zu schwach, um echten zwischenmenschlichen Kontakt zu ersetzen. Obwohl sie uns nicht lange über Wasser halten, können diese Ablenkungen und Süchte uns dennoch davon abhalten, die Partnerschaft über Bord zu werfen. Sie betäuben unsere Enttäuschung darüber, dass unsere Beziehungen nicht mehr als Schwimmweste fungieren können. Oder sie betäuben den Schmerz, wenn wir gerade nicht in einer Beziehung sind. Wir gelangen zur Überzeugung, dass das Glück nur so weit entfernt ist wie das nächste Urlaubswochenende, ein neues Paar Schuhe oder ein neuer Job.

Diese Ablenkungen werden selbst Teil eines Teufelskreises, der uns auf der Suche nach dem Kopf-über-Wasser-Glück gefangen hält. Sie stehen einem nachhaltigeren Glück im Wege. Je mehr wir den Ablenkungen nachjagen, desto mehr isolieren wir uns von uns selbst und von unseren Mitmenschen. Je ängstlicher uns die Wellen um uns machen, umso verzweifelter stürzen wir uns allerdings in diese Süchte. Es ist, als würden wir in einem Loch stecken und das Einzige, das uns unsere Kultur anzubieten hat, ist eine Auswahl von Schaufeln. Leonard Cohen drückt diesen Teufelskreis in einem seiner Lieder folgendermaßen aus: »You are locked into your suffering, and your pleasures are the seal.«[9]

Übung

Nehmen Sie sich ein paar Minuten Zeit, um sich mit folgenden Fragen auseinanderzusetzen. Ich empfehle Ihnen, ein Tagebuch zu führen, während Sie dieses Buch lesen. Schreiben Sie Ihre Antworten darin auf.

Sind Sie sich Ihrer Gefühle von Leere oder von Ungeliebtsein bewusst, vor denen Sie sich fürchten?

Inwieweit erwarten Sie von Ihrem Partner oder Ihrer Partnerin, dass er oder sie diese Gefühle zum Verschwinden bringt?

Wann greifen Sie auf Ablenkungen zurück, die unsere Gesellschaft anzubieten hat? Welche davon konsumieren Sie?

Sind Sie zuversichtlich, dass Sie Ihren Teilen, die diese Gefühle verursachen, selbst helfen können?

Das leere Selbst

Es gibt viele Gründe, warum die meisten Menschen ein verstecktes dunkles Loch aus einsamer Leere und stiller Verzweiflung in sich tragen. Die psychischen Ursachen dieses Zustands werden später in diesem Buch erörtert. Wenden wir uns nun den soziologischen Ursachen zu. Der Historiker Phillip Cushman (1995) prägte in den USA nach dem Zweiten Weltkrieg den Begriff »leeres Selbst«. Für Cushman verlor der amerikanische Individualismus zu diesem Zeitpunkt seine Seele. Er begründete das mit dem enormen Druck durch den industriellen Kapitalismus.

Strenge soziale Normen hatten unseren Individualismus vor dem Krieg abgeschwächt. Nach dem Krieg veränderte sich das jedoch.[10] Erfahrungen aus der Zeit der großen Depression und gezielte Werbekampagnen heizten den amerikanischen Traum von unbegrenzter Mobilität an. Dadurch hat sich die Kriegsgeneration mit einem selbstsüchtigeren Individualismus infiziert, den ihre Babyboomer-Kinder erbten. Sie konnten zusätzlich kaum die Erfahrung machen, in Großfamilien gemeinschaftsorientiert aufzuwachsen, so, wie es ihren Eltern noch möglich gewesen war. Viele Menschen habe ihre Verbindung zur Verbundenheit verloren. Das beschreibt der australisch-amerikanische Autor Peter Walsh treffend in seinem Buch *It's All Too Much*: »Wir leben in einer der wohlhabendsten Nationen der Welt und messen unseren Erfolg durch die Anhäufung materieller Dinge (…). Doch vielen Menschen ist inzwischen klar geworden, dass uns all diese Sachen keine Freude oder innere Ruhe bringen, sondern für Stress sorgen und uns von unseren Familien, Partnern und Träumen entfremden.«[11]

Daraus ist ein leeres Selbst entstanden, »ein Selbst, das Gemeinschaft, Tradition und gemeinsame Werte nicht kennt. (…) ein Selbst, das das Alleingelassensein, die Einsamkeit und die Enttäuschungen des Lebens als einen chronischen, undifferenzierten und emotionalen Hunger erlebt.«[12]

Unser leeres Selbst wurde darauf konditioniert, diesen Hunger mit materiellem Besitz zu stillen, was eine mächtige Wirtschaft hervorgebracht hat. Sie wiegt uns in der Illusion, dass wir unsere Sache gut machen, aber unser Innenleben bleibt dabei auf der Strecke.

Erschwerend kommt hinzu, dass wir uns aufgrund politischer und anderer Veränderungen der letzten Jahrzehnte mehr und mehr anstrengen müssen, um unsere Existenz zu sichern. Gleichzeitig werden wir mit Medienbildern glücklicher, reicher und immer konsumierender Menschen bombardiert. Daraus entstand ein vermehrtes Streben nach einem höheren Einkommen. Wir stürzten uns bis zur vollkommenen Erschöpfung in die Arbeit, entweder weil wir unsere Existenz sichern wollten oder um zu den Reichen zu gehören. Was dadurch entstand, war eine immer größer werdende Kluft zwischen uns und unseren Familien und Freunden. Es entstand die Angst, durch die immer größer werdenden Löcher unseres sozialen Netzwerks in dieses dunkle, einsame Meer zu fallen. Sie machte uns zur leichten Beute für die in der allgegenwärtigen Werbung dargestellte Form von Glück. So wurden wir materialistischer und waren fortan gezwungen, mehr zu arbeiten, um diesen materialistischen Gewohnheiten gerecht zu werden. Das soziale Sicherheitsnetz verlor in den Jahren der konservativen Regierung seine Tragkraft. Dadurch entstand eine nicht unrealistische Angst vor plötzlicher Verarmung. Diese wiederum schürte den Arbeitseifer der meisten Menschen in Amerika.

Für alle, die nach wie vor von diesem leeren, konkurrierenden, isolierten und ängstlichen amerikanischen Lebensstil vereinnahmt werden, stehen die Medien an erster Stelle unter allen Lebensrettern. Fernsehen, Popsongs oder Onlinemedien überzeugen Sie davon, dass jede und jeder früher oder später seine einzige, wahre, auf immer und ewig glücklich machende Beziehung finden wird. Der Mensch, der Sie heilen und vervollständigen und Sie über Wasser halten wird, ist irgendwo da draußen. Wenn Ihr Partner das nicht tut, ist er entweder der Falsche oder Sie müssen ihn in den Richtigen verwandeln.

Eine solche Last können Liebesbeziehungen unmöglich tragen. Das vermehrte Geld-Streben und die fehlende Einbindung in einen Kreis fürsorglicher Menschen ist an sich bereits eine große

Herausforderung für viele Ehen. Einerseits, weil beide Partner von der Geschwindigkeit des Lebens und dem Fehlen bedeutungsvoller Kontakte erschöpft sind. Andererseits, weil beide hart arbeiten und konkurrieren. Dadurch werden sie von strebsamen Teilen dominiert, die der Verletzlichkeit keinen Platz einräumen. Um mit dem Stress dieses Lebensstils fertigzuwerden, bedienen wir uns der vielen Ablenkungen, die unsere Kultur anzubieten hat. Sie sind allerdings auch Hindernisse und Ersatz für vertraute Nähe.

Kürzlich haben die USA Japan den Rang streitig gemacht, das Industrieland mit der längsten Arbeitszeit zu sein. Wir verbringen unsere gesamte Zeit im Büro, in Besprechungsräumen und Fabriken, vor Computerbildschirmen oder auf dem Arbeitsweg, häufig fernab von der Natur, von Familie und Freunden oder spiritueller Verbundenheit. Wir essen schlecht, sind nicht gut in Form und schlafen nicht ausreichend. Wir sorgen uns ums Geld und um unser Aussehen. Dazu kommt die Belastung, uns gegenseitig vor den Folgen von Umweltverschmutzung, Klimawandel und sozialen Unruhen zu schützen. So ist es kein Wunder, dass so viele Ehen auseinandergehen. Stress, Erschöpfung und Isolation machen es schwer, unsere inneren Dämonen zu kontrollieren. Diese Faktoren erhöhen daher den Druck auf unsere Liebesbeziehung, die Wellen der Selbstverachtung und der Unsicherheit in Schach zu halten. Diese Aufgabe ist eigentlich unmöglich zu erfüllen. Trotzdem erwarten wir noch immer, dass es so funktioniert, und fühlen uns wie erbärmliche Versager, wenn es nicht klappt.

Übung

Wie viel Platz hat der tiefe Austausch mit Ihrem Partner oder Ihrer Partnerin in Ihrem Leben?

Was steht Ihnen womöglich dabei im Weg, diesem mehr Raum zu geben?

Können Sie und Ihr Partner oder Ihre Partnerin auf ein Netzwerk bedeutungsvoller Beziehungen zurückgreifen?

In welchem Ausmaß beherrschen Angst vor Armut oder Konkurrenzkampf Ihren Lebensstil?

Eine andere Art von Glück

Es gibt eine andere Art von Glück, zu dem Sie beständig Zugang haben können – ganz gleich, ob Sie in einer Beziehung sind oder nicht. Es entsteht aus einem Gefühl von Verbundenheit heraus, das immer dann da ist, wenn alle inneren Teile sich lieben, Ihrem Selbst vertrauen und sich von Ihrem Selbst akzeptiert fühlen. Wenn diese Art von Liebe in ihrer ganzen Kraft in Ihrem Inneren wirkt, strahlt das auf die Menschen in Ihrem Umfeld aus. Die Menschen um Sie herum werden dann Teil Ihres Liebes- und Unterstützungskreislaufs. Sie brauchen keine Partnerin und keinen Partner, um Ihren Kopf über Wasser halten zu können. Die Wogen aus Schmerz, Scham und Angst haben sich verflüchtigt. Ihre Teile befinden sich in Ihrer Innenwelt auf trockenem, festem Land, gut untergebracht und versorgt. Ihre Teile vertrauen auf Sie als verantwortlichen Kümmerer, was Ihrem Partner die

Freiheit und Freude erlaubt, sich erst zweitrangig um sie zu kümmern.

Sie müssen keine Angst mehr vorm Ertrinken haben, da es kein schwarzes Wasserloch mehr gibt, das Sie zu verschlingen droht. Denn in Ihrer Innenwelt fließt beständig Liebe. Dann müssen Sie auch nicht länger nach den Lebensrettern greifen, die unsere Kultur uns ständig anbietet. Ihre materiellen Bedürfnisse sind nicht anspruchsvoll und Sie schätzen entspannte zwischenmenschliche Beziehungen mehr als die nicht menschlichen Fluchtwege. Sie haben ausreichend Zeit und Energie, um zusätzlich zur Beziehung zu Ihrem Partner ein Beziehungsnetzwerk zu pflegen. So ist er oder sie nicht das einzige Ziel der Sehnsüchte Ihrer Teile. Der Autor John F. Schumaker fasst seine Reiseerfahrungen in Tansania wie folgt zusammen:

»Die nächste Stunde verbrachte ich in einem kleinen Dorf, wo ich mehr wirkliches Glück und Lebensfreude sah als jemals zuvor.«[13]

Dieses Erleben bestätigt auch der World Happiness Report. Er hat über die letzten Jahre wiederholt gezeigt, dass gesellschaftliche Unterstützung, gegenseitige Großzügigkeit und eine ehrliche Regierungsführung für das Wohlbefinden entscheidend sind.[14]

In unserer Kultur des leeren, isolierten und erschöpften Selbst ist es sogar für das psychisch gesündeste Paar extrem schwierig, wirklich vertraute und nährende Beziehungen zu gestalten. Alle unter uns, die zusätzlich noch Lasten aus ihrer persönlichen Geschichte und Gender-Sozialisation in sich tragen, brauchen es nicht einmal zu versuchen. Nichtsdestotrotz probieren wir es immer und immer wieder. Wir sind blind für die Unmöglichkeit der Aufgabe und quälen uns bei jedem Scheitern mit Selbstvorwürfen.

Ein grausamer Scherz

So sind wir alle in eine Falle gelaufen – Opfer eines grausamen Scherzes. Zuerst wurden wir von unserer Familie und als Jugendliche von unseren Gleichaltrigen mit emotionalen Lasten beladen. Dann wurde uns beigebracht, die Teile zu verbannen, die diese Lasten tragen. Im Anschluss wurden wir dazu aufgefordert, in die Welt hinauszugehen und den Lebenspartner zu finden, der es endlich schafft, dass wir uns selbst liebenswert finden. In der Folge betreten wir mit unserem Partner den konkurrenzgetriebenen und hektischen Wirbelsturm namens »westlicher Lebensstil«. Dieser erlaubt uns nicht, Zeit miteinander zu verbringen, isoliert uns von Gemeinschaften, stresst uns, macht uns leer und bietet uns eine ganze Reihe süchtig machender Ablenkungen an, die uns nur noch weiter isolieren. Wenn wir mit dieser unmöglichen Situation nicht klarkommen, fühlen wir uns wie vollkommene Versager – als wäre mit uns etwas nicht in Ordnung. Es ist uns nicht klar, dass wir unter diesen Bedingungen nie eine Chance hatten.

Die meisten Selbsthilfebücher und Paartherapie-Ansätze spielen dieses Spiel mit. Sie versuchen, Ihnen zu helfen, etwas zu reparieren, das gar nicht repariert werden kann. Wenn es nicht klappt, haben Sie umso mehr das Gefühl, ein Versager zu sein. Wenn Sie sich auf der Titanic befinden, verhindert es die Katastrophe auch nicht, wenn Sie die Stühle an Deck umstellen. Stattdessen sollten Sie in Ihrer Beziehung eine Kehrtwende machen und sich mehr auf sich selbst beziehen.

Mithilfe strukturierter Kommunikation kann Ihr Therapeut Sie sowohl dazu bringen, Ihre Abwehrmechanismen fallen zu lassen als auch sich wieder füreinander zu öffnen. Dieser Ansatz geht davon aus, nicht ausreichend aufeinander einzugehen, sei das Problem. Daher wird das Hauptaugenmerk darauf gelegt, bessere

Wege zu finden, füreinander zu sorgen. Wenn Therapeutinnen und Therapeuten so arbeiten, übersehen sie, dass dieses Unterfangen nutzlos ist, solange erstens jeder Partner verzweifelte, verwaiste Verbannte in sich trägt, die den anderen als Retter sehen, und das Paar zweitens im westlichen Wirbelsturm gefangen ist. Beide sind zu erschöpft, verletzbar und bedürftig. Sie legen ihren Fokus für anhaltende Besserung zu sehr auf den anderen.

Nachdem mir Paare kurz ihren Lebenslauf geschildert haben, sage ich ihnen häufig, dass sie sich für ihre Misserfolge nicht verurteilen sollen. In Anbetracht der Lasten, mit denen sie in die Beziehung gingen, und aufgrund ihres hektischen Lebensstils hatten sie gar keine Chance, wirkliche Vertrautheit aufrechtzuerhalten. Zu durchschauen, dass sie Opfer dieses grausamen Scherzes geworden sind, hilft Paaren oft, den dadurch verursachten Teufelskreis zu durchbrechen. Die gute Nachricht ist: Beide Partner brauchen weniger materielle Ablenkungen und können mehr innere und äußere Nähe erfahren, sobald sie in Selbstführung kommen. Dann interessieren sie sich mehr für Gemeinschaft und dafür, sich mit dem Selbst der Menschen um sie herum zu verbinden. Im Laufe der Therapie finden viele Paare spontan kreative Möglichkeiten dafür, ihr Leben zu entschleunigen. Sie verbringen mehr Zeit miteinander, mit Freunden und mit der Familie.

Übung

Inwieweit fühlen Sie sich in Ihrer Beziehung als Versager oder Versagerin?

Welche der bislang besprochenen Hindernisse haben einen negativen Einfluss auf Ihre Beziehung? Wie äußert sich das?

Gender-Sozialisation

Eine solche Entschleunigung ist speziell für Männer schwierig. Das fördert einen weiteren kulturellen Einfluss zutage, der erwähnenswert ist: Gender-Sozialisation. Das ist ein großes, kontroverses Thema, dem ich an dieser Stelle nicht gerecht werden kann. Ich kann es auch nicht diskutieren, ohne große Verallgemeinerungen machen zu müssen, die auf viele Leser nicht zutreffen. Ich verfüge über jahrelange Erfahrung mit Männern und Frauen, die nach innen gereist sind – zur Quelle ihres Schmerzes und ihres Schutzverhaltens. Dabei fand ich einige zentrale Muster bemerkenswert: Jungen wird üblicherweise beigebracht, einigen Teilen von sich die Führung zu überlassen, sie wertzuschätzen und andere Teile zu verbannen. Mädchen wird in ihrer Sozialisation das Gleiche beigebracht, allerdings mit anderen Teile-Gruppen. Diese Unterschiede können an sich bereits Probleme verursachen. Sie stellen die allgemeine Annahme infrage, dass Frauen besser für Nähe ausgestattet seien als Männer.

In unserer Kultur überwiegt seit vielen Jahrzehnten eine traditionelle, patriarchalische Form der Kindererziehung. Diese Art der Erziehung übt einen großen Einfluss auf das Innenleben von Jungen und Mädchen aus. In diesem Erziehungsmuster werden Jungen von ihrer Hauptbezugsperson (gewöhnlich von ihrer Mutter) aufgezogen, bis sie ungefähr vier oder fünf Jahre alt sind. Dann werden sie von ihr weggerissen, damit sie nicht zu verweichlicht werden. Sie werden von ihrem Vater und oft von Gleichaltrigen bloßgestellt, wenn sie Schwäche oder andere Gefühle zeigen, die als typisch weiblich angesehen werden. Das trifft auf alle Gefühle zu, abgesehen von Aggression und Ärger.

Dieses Muster verursachte in vielen Männern, die ich behandelt habe, eine extreme Bedürftigkeit und ängstliche Verbannte.

Sie haben sie so gründlich weggesperrt, dass die Männer die meiste Zeit keinen Zugang zu diesen verletzlichen Gefühlen hatten. Der Begriff Alexithymie beschreibt solche Männer. Sie sind so von ihren Gefühlen abgeschnitten, dass sie sie nicht beschreiben können.

Terrence Real schreibt in seinem vielgeschätzten Buch *I Don't Want to Talk About It* über die Wunden der Männer. Die Art und Weise, wie er sein Leben beschreibt, deckt sich mit meiner eigenen Erfahrung und der vieler Männer, mit denen ich gearbeitet habe:

> *»Eine Finsternis liegt im Zentrum meines Seins. Wenn ich meine Augen schließe, ist sie da. Wenn ich mehr als ein paar Stunden alleine bin, sucht sie mich heim. Dieses bohrende, leere, beängstigende Gefühl ist schon Teil meiner inneren Stimmungslage, seit ich mich erinnern kann. Es ist meine Grundlinie, mein Dauerzustand – das Ich, vor dem ich jahrelang davongelaufen bin. Ich fand heraus, dass dieses dunkle, bohrende Unwohlsein in meinem Zentrum meine Erfahrung von emotionaler Vernachlässigung und Angst ist. Es stammt daher, dass ich in einem gewalttätigen Familienumfeld aufgewachsen bin. Die Einsamkeit eines kleinen Jungen begleitete mich dreißig Jahre lang.«*[15]

Männer werden von rationalen, aggressiven, konkurrenzorientierten und verschlossenen, nach außen stark erscheinenden Beschützern dominiert. So halten sie ihre dunkle Angst und Einsamkeit in Schach. Diese Beschützer funktionieren im beruflichen Umfeld sehr gut. Sie sind fest entschlossen, niemals wieder jemandem zu erlauben, dass er sie verletzt oder erniedrigt. Männer werden auch dazu sozialisiert, ihr schwaches Selbstwertgefühl dadurch zu stärken, dass sie Frauen objektivieren und wie Trophäen mit sich führen.

Bis in die 1960er-Jahre waren traditionelle Ehen hoch angesehen. Bis dahin mussten viele Männer ihre rigiden und abgegrenzten inneren Beziehungsstrukturen nicht großartig infrage stellen. Es wurde nicht von ihnen erwartet, ihren Frauen gegenüber offen und ihnen emotional nahe zu sein. Frauen wurde entsprechend beigebracht, dass sie eine solche Nähe von ihren Männern nicht erwarten konnten.

Von Mädchen, die traditionell aufgewachsen waren, wurde stattdessen erwartet, fürsorglich zu sein. Sie wurden weder von ihrer ersten Bezugsperson so abrupt verlassen wie Männer, noch wurden sie für ihre Sanftmut bloßgestellt. So blieben sie mit ihrer Verletzlichkeit verbunden und in Beziehung mit ihren Kindern und Freundinnen. Andererseits war es ihnen kaum möglich, sich ihrer eigenen verletzlichen Teile anzunehmen, da ihr Fokus auf der Fürsorge für andere lag. Während Männer versuchten, diese Teile in sich zu ignorieren, erwarteten Frauen Trost für sie in ihren Beziehungen.

Die intelligenten, durchsetzungsfähigen, lebendigen und kompetenten Teile der Mädchen wurden allerdings verbannt. Sie wurden von selbstkritischen Beschützern beherrscht. Ihr Augenmerk war darauf ausgerichtet, sich um andere zu kümmern und für Männer attraktiv zu sein. Da sie in Familien aufwuchsen, in denen Männer ein höheres Ansehen genossen, hatten diese Mädchen auch Verbannte, die sich wertlos fühlten und sich auf die Anerkennung des Vaters fixierten. Dieser begann sich allerdings von ihnen zu distanzieren, sobald sie sich in der Pubertät körperlich entwickelten, da ihn das bedrohte.

Seit den Sechzigern werden die traditionellen männlichen und weiblichen Rollenbilder infrage gestellt. Das schafft verwirrende

Widersprüche für beide Geschlechter. Von Männern wird nach wie vor erwartet, dass sie in der Außenwelt stark und erfolgreich sind. In Beziehungen sollen sie jedoch emotional intelligent sein: mit ihren Gefühlen verbunden, offen. Sie sollen sich um die Gefühle ihrer Partnerin kümmern. Die Beschützer, auf die sie sich üblicherweise verließen – rationale, ungeduldige, handlungsorientierte Problemlöser und Ansprüche stellende Macho-Objektivierer –, waren zu Hause nicht mehr willkommen.

Von Männern wurde erwartet, dass sie ihr etabliertes inneres System total umkrempelten. Plötzlich sollten sie Zugang zu genau jenen verletzlichen, sensiblen und fürsorglichen Teilen haben, die sie ihr Leben lang weggesperrt hatten. Gleichzeitig wurde von ihnen erwartet, dass sie einige ihrer zuverlässigsten Beschützer verbannten.

Sie brauchten diese ehrgeizigen, wettbewerbsorientierten Beschützer zwar weiterhin, um beruflich erfolgreich zu sein und viel Geld zu verdienen, durften sie allerdings nicht mehr in ihre Beziehung einbringen. Das machte die Dinge noch verwirrender.

Es ist kein Wunder, dass viele der Männer, die ich behandle, gefühlsmäßig abgeschaltet haben. Sie fühlen sich durch ihr Versagen im Bereich der emotionalen Intelligenz beschämt. Aber Erniedrigung, so haben sie sich einst geschworen, würden sie niemals mehr erfahren (deswegen fragen sie auch nie nach dem Weg). »Ich fühle mich, als könne ich meiner Partnerin nichts recht machen.« Das äußern Männer häufig in meiner Praxis. Da sie sich in ihrer Beziehung nicht mehr auf ihre Aggressivität oder Rationalität verlassen können, geben viele Männer auf und verstecken sich hinter Betonwänden aus Gleichgültigkeit und Passivität. Ihre Partnerin erzürnt das nur noch mehr. Die Beschützer dieser Männer ergeben sich einem Leben ohne wirkliche Nähe und suchen nach Ablenkungen, so, wie im dritten Projekt beschrieben.

Frauen hatten mit einem ganz anderen Dilemma zu kämpfen, als die Rollenbilder sich veränderten. Von ihnen wurde seit den Sechzigern erwartet, ihr unterwürfiges und aufopferndes Selbst zu vergessen und ihre eigene Kraft zu finden. Sie sollten sich mit ihren durchsetzungsfähigen und ehrgeizigen Teilen verbinden, die sie in der Vergangenheit verbannt hatten. In ihren Ehen bedeutete das oft, ihre Männer über ihre Bedürfnisse aufzuklären: Bedürfnisse nach emotionaler Verbundenheit und Zuwendung, danach, gleichberechtigte Entscheidungen zu treffen und einen besseren Zugang zu Ressourcen zu bekommen.

Das Problem lag darin, dass Frauen, ähnlich wie Männer, versuchten, ihr inneres etabliertes System umzukrempeln, ohne zu wissen wie. Ihre fürsorglichen Teile hatten, bewusst oder auch nicht, noch immer einen mächtigen Einfluss auf sie. Das veranlasste sie dazu, im Haushalt mehr zu leisten als ihre Männer, während sie gleichzeitig außer Haus arbeiteten. Das geschah in vollem Einverständnis mit den Teilen ihrer Männer, die in der entsprechenden Anspruchshaltung verharrten. Diese Ungleichgewichte, gepaart mit chronischer Enttäuschung über die emotionale Begrenztheit ihrer Männer, bargen Sprengstoff in sich. Die fürsorglichen Teile waren so lange im Vordergrund, bis ihre durchsetzungsfähigen Beschützer explodierten, scheinbar aus dem Nichts heraus. Das taten sie mit einer solchen Intensität, dass ihre Männer nur fassungslos danebenstehen konnten.

Die Arbeit des Paarforschers John Gottman wirft ebenfalls Licht auf diese Thematik.[16] Gottman untersuchte in einem Forschungslabor über 700 unterschiedliche Paare. Anschließend verfolgte er die Entwicklung ihrer Beziehungen über einen bestimmten Zeitraum. Ich lege Gottmans Forschungsergebnisse anders aus als er. Dennoch werde ich in diesem Buch oft auf seine Arbeit verweisen, da sie das beste Datenmaterial über Paarverhalten bietet.

Gottman fand heraus, dass Frauen und Männer ganz unterschiedlich mit Konflikten umgehen. Der Blutdruck und die Herzfrequenz von Männern verändern sich zum Beispiel bei beginnenden Ehekonflikten viel stärker als bei Frauen. Zusätzlich hält dieser Erregungszustand bei Männern viel länger an. Sie mögen nach außen hin oft rational und ruhig wirken, aber in ihrem Inneren spielen sich starke Emotionen ab, wenn sie von ihrer Frau kritisiert werden.

Männer bleiben, selbst nach Bereinigung des Konflikts, eher wütend und voller rachsüchtiger Gedanken. Gottman schreibt: »Wenn Sie ihre Gedanken lesen könnten, würden Sie folgende Sätze hören: ›Ich muss mir diesen Scheiß nicht anhören‹ oder ›Es ist ganz allein ihre Schuld‹ oder ›Das werde ich ihr noch heimzahlen‹.«[17]

Zusätzlich geht aus seinen Forschungen hervor, dass Männer schnell bereit sind, emotional abzuschalten, wenn die Anspannung während eines Konflikts zunimmt. Sie beginnen zu mauern, das heißt, sie wenden sich von ihren Partnerinnen ab und ignorieren sie vollkommen, sobald sie kritisiert werden. Es sind tatsächlich zu 85 Prozent Männer, die bei einem Konflikt Mauern als Bewältigungsstrategie einsetzen. Frauen sind eher dazu bereit, Konflikte anzusprechen, und neigen dazu, ihre Männer zu kritisieren. Wenn er zu mauern beginnt, fühlt sie sich ungehört. Der Streit eskaliert zu einem Teufelskreis, in dem er noch mehr mauert und sie immer wütender wird, weil sie vergeblich versucht, seine Mauer zu durchbrechen.

Schauen wir uns nun an, wie Gottmans Erkenntnisse über Geschlechtsunterschiede mit den zuvor besprochenen Teilen von Männern und Frauen zusammenhängen. Die extremen physiologischen Reaktionen von Männern lassen sich gut dadurch erklären, dass Männer höchst verletzliche Verbannte in sich tragen, die sie mit allen Mitteln weiterhin unterdrücken wollen. Sobald sie von ihren Frauen kritisiert werden, wird die Scham hervorgerufen, die diese Verbannten bereits in sich tragen. Zusätzlich aktivieren Männer in solchen Situationen ihre gesamte Beschützerschar, einschließlich Abwehr, Zorn oder Wut. Auf dem Schulhof haben Jungen gelernt, Kritik als Infragestellen ihrer Männlichkeit zu betrachten. Als Reaktion darauf war es richtig, auf den anderen loszugehen. Wie bereits besprochen, sind die wütenden Teile von Männern in vielen Ehen nicht willkommen. Zusätzlich haben viele Männer Angst davor, was sie ihrer Partnerin antun könnten, wenn sie ihrer Wut freien Lauf ließen. So bleiben ihnen wenige Alternativen. Sie verabscheuen es, sich offen zu zeigen, und haben keine Worte, um die unglaubliche Verletzlichkeit zu beschreiben, die sie spüren. Zusätzlich sind ihre üblichen Beschützer tabu. Äußerlich abzuschalten, scheint die sicherste Alternative zu sein. Gottman beschreibt, dass ihre unterdrückten wütenden Beschützer sich währenddessen weiterhin unter der Oberfläche ärgern und sie in starker Erregung halten.

Frauen werden weit mehr als Männer dahingehend sozialisiert, durch Beziehungen für ihre Verbannten zu sorgen. Wenn ihre Verbannten aufgebracht sind, möchten Frauen infolgedessen etwas in ihrer Ehe verändern. Ihre verzweifelten Verbannten sollen von ihren Männern die Liebe und den Trost erhalten, die diese Teile brauchen, um sich sicher zu fühlen. Daher regen Frauen öfter veränderungsorientierte Gespräche an. Sie reagieren frustriert und kritisch, wenn diese Diskussionen durch das Mauern ihrer Männer vorzeitig beendet werden. Außerdem gibt es reale Ungleichgewichte im Leben vieler Paare. Die Frau hat mehr Verantwortung zu tragen und weniger Ressourcen zur Verfügung, was wiederum ihre Wut anheizt und seine Gesprächsbereitschaft hemmt. Diese Ungleichgewichte sind auf eine Kollision der fürsorglichen Teile der Frauen und der sich anspruchsberechtigt fühlenden Teile der Männer zurückzuführen.

Ich möchte nun wieder auf die drei zuvor geschilderten Projekte zurückkommen, bei denen beschützende Teile in Beziehungen die Führung übernehmen, sobald Verbannte verletzt werden. In Bezug auf diese drei Projekte scheint es so zu sein, dass Frauen sich eher mit den ersten beiden abrackern. Männer greifen schneller auf das dritte zurück. Das ist damit zu erklären, dass Frauen innerhalb der Beziehung eine Lösung für ihren Schmerz finden wollen. Um das Herz ihres Ehemanns zu öffnen, richtet sich der innere Kritiker zunächst auf den Mann und, falls das nicht funktioniert, auf die Frauen selbst. Männer geben die Nähe erzeugenden Projekte schneller auf, auch als Reaktion auf die Kritik, die sich unerträglich anfühlt. Sie konzentrieren sich stattdessen lieber auf Ablenkungen, die ihnen ein gutes Gefühl geben, etwa Arbeit, Sport oder Alkohol.

Männer schirmen ihre Verbannten häufig so gut von sich ab, dass es scheint, als bräuchten sie keine Nähe. Der Trugschluss dieses Mythos zeigt sich dann, wenn ihre Partnerin die Nase voll hat und eine Trennung ernsthaft in Erwägung zieht. Dann werden die Festungen vieler Männer rissig, ihre unerfahrenen, bedürftigen Verbannten brechen durch und übernehmen die Führung. Ich habe Ehemänner gesehen, die den Eindruck erweckten, vollkommen distanziert, kontrolliert und unabhängig zu sein. Dieselben Männer verwandelten sich angesichts des drohenden Verlusts ihrer Ehefrau in verzweifelte, flehende kleine Jungen. Diese kindlichen Teile der Ehemänner waren innerlich extrem isoliert. Dennoch waren sie von dem bisschen Liebe ihrer Frauen abhängig, das durch die Schutzwände zu ihnen hindurchsickern konnte. Die Verbannten wussten, dass sie diese Tropfen brauchten, um nicht in die Abgründe ihres ungestillten Hungers nach Liebe sowie ihrer Gefühle von Wertlosigkeit zu stürzen. Dieses Phänomen erklärt, warum einige so distanziert wirkende Männer gleichzeitig so besitzergreifend und eifersüchtig sein können. Sie schrecken sogar vor Stalking und Drohungen nicht zurück, wenn die Partnerin sie verlassen möchte.

Ich beende diesen Abschnitt über Geschlechtsunterschiede mit einer Zusammenfassung der wesentlichen Punkte: Ich stelle als Erstes einen weitverbreiteten Glaubenssatz in unserer Kultur und unter Paartherapeuten infrage – nämlich die Annahme, dass Frauen besser für Nähe ausgestattet seien, da sie ihren Gefühlen näher und beziehungsorientierter seien als Männer. Ich glaube im Gegenteil, dass Frauen ihre eigenen Teile nicht besser versorgen können als Männer, da sie so sehr darauf ausgerichtet sind, sich um andere zu kümmern. Sie streben danach, ihre Verbannten durch einen Beziehungspartner versorgen zu lassen.

Der zweite Punkt ist, dass diese Geschlechtsmuster nicht ausschließlich auf biologische Unterschiede hinsichtlich Verletzlichkeit oder Emotionalität zurückzuführen sind. Während biologische Unterschiede durchaus bestehen und nicht kleingeredet werden sollten, werden beide Geschlechter dazu sozialisiert, Verbannte zu schaffen. Viele der Unvereinbarkeiten zwischen Männern und Frauen sind auf ihre unterschiedliche Erziehung zurückzuführen, dahingehend, wie sie sich innerlich und äußerlich auf diese bedürftigen Teile beziehen. Sowohl Männer als auch Frauen müssen einige rigide innere Systeme ohne Bedienungsanleitung grundlegend revidieren, wollen sie Vertrautheit mit ihrem Partner erlangen. So müssen sie die Fähigkeit erlernen, sich um ihre eigenen Verbannten zu kümmern und ihrem Selbst die Führung zu überlassen. Dann lösen sich glücklicherweise viele der Polarisierungen auf, die aufgrund ihrer verwirrenden Sozialisation entstanden sind.

Übung

Welche Aspekte Ihres (Beziehungs-)Lebens werden von höchst rationalen, konkurrenzorientierten und strebsamen Teilen dominiert?

Wann sprechen Sie Probleme an? Wann vermeiden Sie Gespräche über Konfliktthemen? Was bedeutet ein Konflikt für Sie?

Erwarten Sie von Ihrer Partnerin/Ihrem Partner, umsorgend und sanft zu sein? Wie ausgeprägt sind diese Erwartungen?

Werden Sie von fürsorglichen Teilen beherrscht? Wie viel Zugang haben Sie zu Ihrer Selbstbehauptung, zu Ihrer Fähigkeit, direkt nach dem zu fragen, was Sie wollen? Wie schwer fällt es Ihnen, Distanz zu Ihrem Partner/Ihrer Partnerin auszuhalten?

Erwarten Sie von Ihrem Partner oder Ihrer Partnerin, dass er oder sie stark ist und sich um Sie kümmert? Wie hoch sind diese Erwartungen?

Menschen der LGBTYIA+-Community sind demselben problematischen Sozialisationsprozess unterworfen. Zusätzlich tragen sie noch Lasten der Scham aufgrund ihrer Sexualität und Ihres »Andersseins«. In traditionellen Familien werden sie nicht nur dahingehend erzogen, die gleichen Teile zu verbannen wie heterosexuelle Jungen und Mädchen, sondern sie werden auch dazu gezwungen, ihr sexuelles Begehren zu verbannen. Die Scham kann Teile voller Selbsthass sowie andere Teile erzeugen, die wütend darüber sind, wie sie behandelt wurden. Diese zusätzlichen Lasten können Beziehungen sogar noch herausfordernder machen als bei heterosexuellen Paaren. Ich habe mit vielen LGBTYIA+-Klient:innen im einzeltherapeutischen, allerdings kaum im paartherapeutischen Setting gearbeitet. Die Beispiele in diesem Buch entstammen meiner klinischen Erfahrung und beziehen sich daher auf heterosexuelle Paare. Ich glaube allerdings, dass ein Großteil der Theorie und alle Methoden auch für homosexuelle Paare gelten.

Multiplizität versus Mythos der einheitlichen Persönlichkeit

Ein weiterer kultureller Einfluss hat einen tiefgreifenden und schädlichen Einfluss auf Paarbeziehungen. Ich nenne ihn den »Mythos der einheitlichen Persönlichkeit«: der Glaube, dass wir eine einzige Persönlichkeit haben, von der die unterschiedlichsten Gedanken und Gefühle ausgehen. Ich glaube, ich übertreibe nicht, wenn ich behaupte: Der Mythos der einheitlichen Persönlichkeit stellt die maßgebliche Ursache für Distanz in Beziehungen und für Trennungen dar. Ein Bewusstsein für unsere natürliche Multiplizität stellt wiederum das beste Gegenmittel dar. Warum ist es viel einfacher, mit jemandem in einer glücklichen Beziehung zu leben, von dem man annimmt, dass er mehrere Persönlichkeiten hat, als mit einer Person, von der man annimmt, sie habe nur eine? Der Grund dafür ist, dass es ziemlich vernichtend wirkt, von seinem Partner zu hören, dass er Sie nicht mehr liebt. Zumindest ist das so, solange Sie daran glauben, dass er aus seiner einzigen Persönlichkeit heraus spricht. Es fällt Ihnen leichter, Ihren Partner nicht abzuschreiben, wenn Sie wissen, dass Sie eine innere Familie mit vielen unterschiedlichen Perspektiven und Anliegen haben. Dann müssen Sie nicht mehr alle aufgewühlten Gefühle Ihrem Partner gegenüber als absolute Wahrheit verstehen, wenn sie während des Tanzes der Vertrautheit in Ihnen auftauchen.

Während die Vorstellung, autonome Vielheiten in sich zu beherbergen, beunruhigend sein mag, bringt die Multiplizitäts-Perspektive viele Vorteile für Paare mit sich. Zum einen kann sie in den schwierigen Zeiten in Ihrer Beziehung, die unvermeidlich sind, sehr entlastend wirken. Nämlich dann, wenn Ihre Liebe für den Partner aus Ihrem Herzen entweicht wie Luft aus einem Ballon und Sie nur noch seine schlechten Eigenschaften im Kopf haben. Wenn Sie sich wünschen, er würde ausziehen oder sterben, damit Sie endlich frei sein können, wäre es erschreckend, zu glauben, es handle sich um Ihre authentischsten Gefühle, Gedanken und Sehnsüchte. Wenn Sie ihn nicht mehr lieben, warum sind Sie dann noch immer mit ihm zusammen?

Wie können Sie so selbstsüchtig sein und sich wünschen, er würde sterben? Was stimmt nicht mit Ihnen, dass Ihre Beziehungen nie funktionieren? Diese panischen und beißenden inneren Fragen machen nur Sinn, solange Sie daran glauben, eine einheitliche Persönlichkeit zu sein. Wenn Ihre Liebe verschwunden ist und er Sie nun anekelt, wäre es nur logisch, sich zu trennen. Wenn Sie glauben, dass Ihr einheitlicher Geist wünscht, er sei tot, müssen Sie daraus schließen, eine furchtbare Person zu sein, um diesen Wunsch hegen zu können.

Andererseits könnten Sie erkennen, dass die plötzliche Abwesenheit von Liebe darauf zurückzuführen ist, dass ein beschützender Teil in Ihnen aktiviert wurde. Er hat Ihre Liebe so blockiert, wie der Mond während einer Sonnenfinsternis die Sonne verdeckt. Dann wissen Sie, dass es nicht notwendig ist, in Panik zu geraten oder etwas zu überstürzen. Stattdessen verstehen Sie diese Gefühllosigkeit als Hinweis darauf, dass es an der Zeit ist, nach innen zu horchen und herauszufinden, warum Sie zu solchem Selbstschutz gegriffen haben. Sie werden erkunden, was sich sowohl innerlich als auch äußerlich verändern muss, damit Ihre

Beschützer sich sicher genug fühlen, Ihnen wieder zu erlauben, Ihr Herz zu öffnen.

Gleichzeitig werden Sie Ihre Fantasien über seinen Tod ganz anders bewerten, wenn Ihnen klar ist, dass Sie junge, kindliche Teile in sich tragen. Diese haben unreife und selbstsüchtige Fantasien, sobald sie frustriert sind. Sich selbst zu beschuldigen und zu versuchen, diese Gedanken zu unterdrücken, hilft nicht weiter. Stattdessen können Sie sich selbst genauso geduldig und verständnisvoll behandeln wie ein Elternteil sein zweijähriges, wütendes Kind, wenn es sagt: »Ich hasse Papa und ich wünschte, er wäre tot!«

Das Wissen um unsere Multiplizität kann hilfreich sein, wenn unser Partner verletzende Dinge sagt oder extrem handelt. Wenn er mitten in einem Konflikt beteuert, dass er Sie nicht mehr aushält, und wünscht, er hätte Sie nie geheiratet. Die Wirkung dieser Worte ist viel weniger zerstörerisch, wenn Sie sie einem jungen Teil von ihm zuordnen, der gerade ausrastet, als wenn Sie glauben, dass er damit seine wahren Gefühle enthüllt. Nach einem Misserfolg bei der Arbeit erscheint er vielleicht unsicher und verängstigt. Dann ist es viel besser für Ihre Beziehung, wenn Sie sich sagen: »Dieser Misserfolg hat seine unsicheren Teile aktiviert« statt »Ich habe gar nicht gewusst, dass er so ein Schwächling ist«.

Die Fähigkeit, die Multiplizitäts-Perspektive in Bezug auf sich selbst und den Partner aufrechtzuerhalten, wird von der einfachen (aber oft schwierigen) Fähigkeit verstärkt, eher für Ihre Teile zu sprechen als aus ihnen heraus. Wenn Sie ärgerlich werden und sagen: »Ein Teil von mir hasst dich jetzt gerade«, bekommt Ihr Partner eine ganz andere Botschaft, als wenn Sie sagen würden: »Ich hasse dich jetzt gerade.« Nicht nur, weil der erste Satz Ihren Partner daran erinnert, dass es sich nur um einen Teil von Ihnen handelt und nicht um Sie als Ganzes. Sondern auch, weil Sie etwas

Abstand zu einem Teil bekommen müssen, um über ihn zu sprechen. Deswegen beinhalten Ihre Worte nicht die gleiche Anklage oder Verachtung, als wenn der Teil Sie vollkommen vereinnahmt und Sie aus ihm heraus sprechen. Wir werden in diesem Buch noch ausführlich erläutern, wie man für einen Teil spricht statt aus ihm heraus. Alles, was Sie und Ihren Partner daran erinnert, dass Sie beide viele Teile haben und dass Sie beide irgendwo im Inneren ein Selbst haben, hilft Ihnen, in Verbindung zu bleiben, auch wenn es in Ihrer Beziehung gerade gewaltig stürmt.

Außerdem kommt spontan mehr von Ihrem Selbst an die Oberfläche, wenn Sie etwas Abstand zu einem Teil gewinnen. Wenn Ihr Selbst in der Kommunikation mit Ihrem Partner präsent ist, werden in Ihrem Tonfall Respekt und Fürsorge mitschwingen, selbst wenn Sie etwas infrage stellen oder sich beschweren. Absolute Selbstführung während eines heißen Konflikts mit einem Partner gelingt kaum jemandem. Allerdings ist es möglich, zu vermeiden, vollkommen von Teilen vereinnahmt zu werden und jegliche Perspektive zu verlieren. Können Paare im Streit ein wenig Verbindung von Selbst zu Selbst aufrechterhalten, ist der Sturmschaden durch einen Streit viel geringer und kann auch schneller wieder repariert werden.

Selbst während der schlimmsten Stürme, wenn beide vollkommen von extremen Beschützern überflutet werden, ist das Wissen, dass es sich nicht um einen Dauerzustand handelt, sehr tröstlich. Es kann helfen, Panik zu vermeiden, wenn man weiß, dass die Wolken vorüberziehen werden und die Sonne wieder scheinen wird. Die Beschützer auf beiden Seiten werden sich entspannen und das Selbst beider Partner wird letztendlich wieder auftauchen. Sobald das Selbst der beiden wieder zum Vorschein kommt, werden Wiedergutmachung und erneute Verbindung möglich. Menschen können viele beängstigende Turbulenzen ertragen, wenn sie darauf vertrauen, dass ruhige Zeiten knapp vor ihnen liegen. Wir werden später noch darauf zu sprechen kommen, dass die Beziehung nur verloren ist, wenn Beschützer Interaktionen permanent dominieren.

Die Multiplizitäts-Perspektive hilft Ihnen nicht nur über unvermeidliche Stürme in der Partnerschaft hinweg. Sie kann auch die Nähe vertiefen, die Sie bereits erreicht haben. Ein Aspekt von Nähe ist die Fähigkeit, sich dem Partner gegenüber vollkommen verletzbar zu zeigen und in diesem Zustand Liebe und Akzeptanz von ihm zu erhalten. Es kann beängstigend sein, die eigenen schwachen, widerlichen oder beschämenden Seiten vor jemandem zu enthüllen, ganz besonders vor dem Menschen, der uns am nächsten ist. Sie haben vielleicht Angst, dass Sie vom anderen immer als jemand gesehen werden, der diese charakterlichen Mängel hat, wenn Sie ihm diese Teile enthüllen. Sie können aber erkennen, dass es sich nur um kleine Teile von Ihnen handelt: Teile, die Lasten von Wertlosigkeit, Unsicherheit, verquere sexuelle Impulse usw. tragen; Teile, die einfach Empathie und Verständnis brauchen, um heilen zu können. In diesem Wissen ist es leichter für Sie, sie zu enthüllen, und leichter für Ihren Partner, liebevoll auf sie zu reagieren.

Es hat etwas Magisches an sich, darauf zu vertrauen, in einer Beziehung in seiner Ganzheit willkommen zu sein. Es ist, als wären Sie alleinerziehend, und würden sich dafür schämen, wie hässlich, dumm oder fragil einige Ihrer Kinder sind. Sie denken, dass diese ihre Erbanlagen und ihre Erziehung schlecht widerspiegeln. Dann finden Sie jemanden, der Ihre Kinder nicht nur akzeptiert, sondern auch hinter ihren offenkundigen Defiziten ihr gutes Wesen und ihre Liebenswürdigkeit sieht. Sie fühlen eine unglaubliche Verbindung zu dieser Person, die nicht nur auf die Erleichterung zurückzuführen ist, dass Sie Ihre Kinder nicht mehr vor der Welt verstecken müssen, sondern auch darauf, dass Sie sehen, wie der Partner die Kinder zum Strahlen bringt und wie sehr sie ihm zugeneigt sind.

Wenn dieser Prozess des Sich-verletzlich-Machens und der Akzeptanz auf Gegenseitigkeit beruht, haben Paare eine sichere Verbindung. Ihre Beschützer können sich entspannen und ihre jungen Teile sich sicher genug fühlen, dass sie jederzeit hervorkommen können. Vielleicht kennen Sie ein Paar, das eine Beziehung führt, die lebendig, spontan, kreativ und verspielt ist. Sie bringen buchstäblich das Beste in ihrem Gegenüber hervor, da jeder von ihnen weiß, dass alle Teile im warmen, sicheren Raum zwischen ihnen willkommen sind. Ihre Interaktionen erinnern an das Ensemble eines Improvisationstheaters mit einer Vielzahl von Charakteren, die aufgeregt auf die Bühne springen und miteinander spielen.

Ihnen fällt kein solches Paar ein? Unglücklicherweise sind derart lebendige Beziehungen selten. Ohne die Multiplizitäts-Perspektive und ohne das Wissen über die Aufrechterhaltung der Selbstführung ist es sehr schwer, nicht überzureagieren, wenn der Partner aus einem extremen Teil heraus agiert. Sie hassen die Schlampigkeit Ihres Partners, denn Sie glauben, er bürdet Ihnen den ganzen Haushalt auf. Sie explodieren, wenn Ihr Partner an Ihrer Ordnungsliebe herumnörgelt, da er denkt, Sie seien ein Kontrollfreak. Ihr Bedürfnis, schuldenfrei zu bleiben, gibt Ihrem Partner das Gefühl, dass Sie ihm nicht zutrauen, gut mit Geld umgehen zu können. Sie glauben, dass Ihr Partner überhaupt nicht würdigt, wie hart Sie Ihr Geld verdienen mussten, wenn er es freizügig ausgibt. Wenn Ihr Partner ein chronisches Verhalten zeigt, das Sie stört, haben Sie erstens die Tendenz, anzunehmen, dass dieses Verhalten von einem wesentlichen Persönlichkeitszug ausgeht, den Sie nun ein Leben lang am Hals haben. Zweitens schreiben Sie diesem Verhalten ein selbstsüchtiges oder pathologisches Motiv zu. Aufgrund dieser monolithischen Zuschreibungen werden Sie Ihren Partner kritisieren oder verachten. Er oder sie wird ähnlich darauf reagieren.

Solche Annahmen und Abläufe führen dazu, dass jeder Partner sich hinter Wänden aus Gleichgültigkeit oder Vorsicht verschanzt. Die verspielten und liebenden Teile, die das Paar anfänglich zusammenbrachten, sind verletzt und scheinen jetzt zu verwundbar zu sein, um sich zu zeigen. Das Paar findet sich in einem Alarmsystem wieder, das schnell von Grün auf Gelb und manchmal auch auf Rot springt. Ihre Interaktionen werden unnatürlich und vorhersagbar, da nur wenige Mitglieder ihrer inneren Familien interagieren. Darüber hinaus vertrauen diese einander nicht. Jeder Partner hat viele Teile in sich, die sich höchst unwillkommen fühlen. Sie erzeugen ein unterschwelliges Gefühl von Leere und Unzufriedenheit. Irgendwann geben sie die Hoffnung vollkommen auf und beginnen, die Beziehung zu sabotieren.

Der Rest dieses Buchs ist der Aufgabe gewidmet, Ihnen zu helfen, kein Gelb- oder Rot-Paar zu werden bzw. auf Grün zurückzukommen – auch wenn das gelbe Warnlicht oder die Alarmstufe Rot bereits aufleuchten. Wenn in Ihrer Beziehung jemals pulsierende Energie zwischen Ihnen geflossen ist, dann ist es auch möglich, diesen Zustand wiederherzustellen.

Ein allgemeines Wissen über Teile und das Selbst kann bereits von großem Nutzen für Ihre Beziehung sein. Nachfolgend möchte ich Ihnen weitere Übungen und Techniken vorstellen, die Sie dazu benutzen können, Ihre Beziehung zu entlasten.

Übung

Welche Gefühle werden durch die Erfahrung extremer Gedanken und Gefühle in Ihrer Beziehung ausgelöst? Scham? Wut? Verbitterung? Wie zeigen sich diese extremen Gedanken und Gefühle bei Ihnen?

Glauben Sie, dass die extremen Dinge, die Ihr Partner oder Ihre Partnerin tut oder sagt, zu seinen oder ihren wesentlichen Charakterzügen gehören? Wenn ja, wie beeinflusst das Ihre Einstellung Ihrer Beziehung gegenüber?

Welchen Einfluss hätte es auf Ihre Beziehung, wenn Sie darauf vertrauen würden, dass jede extreme Konfliktsituation in Ihrer Partnerschaft nur von einem belasteten Teil in Ihnen oder in Ihrem Partner bzw. Ihrer Partnerin verursacht wird?

2

Wie sich Verbannte entwickeln und welchen Einfluss sie auf unser Leben haben

Die Metapher der Magischen Küche

Bevor wir uns der Entwicklung und Einflussnahme der Verbannten zuwenden, möchte ich Ihnen dieses Thema durch eine kurze Geschichte verständlich machen. Don Miguel Ruiz, spiritueller Lehrer und Autor, verwendet die Metapher der Magischen Küche, um intime Beziehungen zu beschreiben.[18] Ich schmücke sie etwas aus, um zu verdeutlichen, was in Beziehungen mit unseren Teilen passiert.

Stellen Sie sich vor, Sie haben von Ihren Eltern eine magische Küche geerbt, aus der Sie jede Art und Menge von Essen einfach bekommen können. Da Ihre Eltern Sie bedingungslos versorgt haben, haben Sie gelernt, das Gleiche für Ihre vielen Kinder zu tun. Sie sind glücklich, denn sie lieben Ihr Essen. Ihr Essen ist so nahrhaft und befriedigend, dass die Kinder sich nie überessen oder sich nach Süßigkeiten oder anderem Junkfood sehnen. Sie benutzen das Essen nie, um Ihre Kinder zu bestrafen oder zu motivieren. Deshalb glauben Ihre Kinder, dass sie es wert sind, gut ernährt zu werden – einfach nur, weil sie Ihre Kinder sind. Ihre Kinder streiten sich nie ums Essen. Alle wissen, dass ausreichend Nahrung für jeden vorhanden ist. Sie geben auch Freunden, Nachbarn und Bedürftigen großzügig davon ab – aus purer Freude am Teilen. Sie wissen, dass sie nicht horten müssen, da die Essensversorgung nie versiegt.

Eines Tages klopft ein Mann an Ihre Tür und bietet Ihren Kindern an, ihnen regelmäßig Pizza und Süßigkeiten zu bringen. Als Gegenleistung fordert er emotionale Zuwendung. Aber Sie und Ihre Kinder sind satt. Außerdem können Sie sehen, dass er nicht gut für seine eigenen Kinder sorgt. Deshalb antworten Sie: »Nein, danke, wir haben selbst genug Essen.«

Am nächsten Tag klopft ein anderer Mann. Er ist Ihnen insofern ähnlich, als auch er viele Kinder hat, die er großzügig ernährt und die glücklich und zufrieden sind. Er fühlt sich von der Essensauswahl in Ihrer magischen Küche angezogen. Aber er braucht diese Auswahl nicht unbedingt, denn er kocht selbst gerne und hat reichlich Nahrung zur Verfügung. Seine Kinder spielen jedoch gerne mit Ihren und möchten gerne in Ihrem Haus leben. Sie wissen allerdings, dass er sich um sie kümmern wird, ganz gleich, was sie tun. Daher lassen Sie ihn entscheiden, wo sie wohnen.

Sie teilen Ihr Zuhause mit ihm und Sie lieben es, die Kochkünste des jeweils anderen zu genießen. Die jeweiligen Kinder mögen das abwechslungsreiche Essen, das jetzt in Ihrer Küche hergestellt wird.

Stellen Sie sich jetzt vor, dass Sie in einem anderen Haushalt leben: Sie sind sehr arm und haben wenig Essen für Ihre Kinder. Da sie hungern, weinen die jüngsten und schwächsten Kinder die ganze Zeit. Sie betteln, dass Sie jemanden finden, der sie ernähren könnte. Sie können die Verzweiflung Ihrer Kinder nicht mehr ertragen und sperren sie in ihr Zimmer im Keller. So liegen sie Ihnen nicht mehr ständig in den Ohren und Sie werden nicht immer an ihr Leid erinnert. Sie haben von Ihren Eltern gelernt, so mit Problemkindern umzugehen.

Obwohl Sie versuchen, das Schluchzen der Kleinen zu ignorieren, können Sie sie noch immer durch die Wände hören. Ihre Bedürfnisse sind so dringlich, dass es sich wie ein ständiges Nagen in Ihrem Hinterkopf anfühlt. Einige Ihrer älteren Kinder verlieren das Vertrauen in Ihre Fähigkeit, gut für die Familie zu sorgen. Sie übernehmen die Verantwortung, die eigentlich Ihnen als Erwachsenem gebührt. Sie spornen Sie an, härter zu arbeiten, versuchen, die Kinder im Keller zu kontrollieren oder zu beruhigen, und gehen selbst auf Nahrungssuche. Da diese älteren Kinder noch nicht reif sind, eine solche Verantwortung zu tragen, werden sie rigide und kontrollierend. Sie kritisieren ständig Ihre Arbeitsgewohnheiten und Ihre Leistung und investieren sehr viel Energie, um die Kellerkinder von Ihnen fernzuhalten.

Wenn der Mann mit der Pizza und den Bonbons an Ihre Tür kommt, riechen die Kellerkinder das Essen, noch bevor er da ist. Die Vorstellung, etwas zu essen zu bekommen und möglicherweise auch aus ihrer Verbannung befreit zu werden, löst eine überschäumende Freude in ihnen aus. Sie idealisieren den Süßigkeiten-Mann und sind bereit, alles zu tun, um ihm zu gefallen. Sie und die älteren Kinder sind hungrig, erschöpft und beeindruckt davon, wie glücklich der Süßigkeiten-Mann die Kellerkinder macht. Die Möglichkeit, sich nicht mehr mit ihnen abrackern zu müssen und ihnen zu erlauben, sich stattdessen an einen anderen Menschen zu binden, ist sehr attraktiv.

Ihnen geben die Forderungen des Süßigkeiten-Manns zu denken und sein Essen ist von schlechter Qualität. Trotzdem kommen

Sie und die älteren Kinder überein, seine emotionalen Bedürfnisse zu befriedigen, wenn sie dafür regelmäßig Essen erhalten. Dann stellen Sie fest, dass er zu Übergriffen neigt, aber Ihre jüngeren Kinder fürchten, zu verhungern und wieder in den Keller gesperrt zu werden. Der Süßigkeiten-Mann wird mit den Süßigkeiten und der Pizza immer knauseriger, aber die jüngeren Kinder sind inzwischen von seinen Essenslieferungen abhängig. Jedes Mal, wenn Sie drauf und dran sind, ihn rauszuwerfen, wird Ihr Vorhaben von ihnen boykottiert.

Stellen Sie sich jetzt einmal vor, das Essen in dieser Geschichte steht für Liebe und die Kinder symbolisieren Ihre unterschiedlichen Teile. Wenn Sie sich mit dem ersten Elternteil mit der magischen Küche identifizieren, brauchen Sie den Rest des Buchs nicht mehr zu lesen. Wenn Sie Ihre Teile bedingungslos lieben und akzeptieren – einfach, weil sie in Ihnen sind –, haben falsche Versprechungen anderer Menschen keine Wirkung auf Sie. Wenn Sie den richtigen Partner finden, werden Ihre Teile nicht so abhängig, fordernd, beschützend oder leicht verletzbar sein, dass sie immer wieder Drama erzeugen oder Sie Übergriffe erdulden lassen. Stattdessen werden alle Ihre Teile Ihren Partner auf ihre je eigene Art lieben. Das wird Ihre Erfahrung von Nähe anreichern. Sie werden sich sicher fühlen, weil Ihre Teile wissen, dass Sie für sie da sein werden, wenn er sie verletzt.

Wenn Sie jedoch zur großen Mehrheit unserer Gesellschaft gehören, haben Sie von Ihren Eltern und von Gleichaltrigen gelernt, einige Teile von sich zu verbannen. Daher ist der Keller Ihrer Psyche mit nach Liebe hungernden, verletzlichen kindlichen Teilen gefüllt. Da sie so wenig von Ihnen bekommen, suchen sie wie besessen nach einem vermeintlichen Retter. Ihre Verzweiflung macht sie allerdings blind für die Fehler dieser Person. Ihre inneren Kinder treiben Sie wahrscheinlich dazu, den Falschen oder die Falsche als Partner bzw. Partnerin zu wählen. Dann bringen sie Sie dazu, zu lange mit diesem Menschen zusammenzubleiben oder in eine Überreaktion zu verfallen, wenn er sie verletzt, da sie so bedürftig und verletzlich sind. Oder sie versuchen, zu kontrollieren, welche Nähe oder Distanz er Ihnen oder anderen gegenüber einnimmt.

Wo können Sie also das Äquivalent der »Magischen Küche« finden: eine Quelle grenzenloser Liebe, aus der Ihre Teile schöpfen können? Genau dort, wo Sie sie wahrscheinlich zuletzt suchen würden: in sich selbst. Ihre Teile haben aber bereits die Hoffnung aufgegeben, etwas von Ihnen zu bekommen, weil Sie sie in der Vergangenheit schlecht behandelt haben. Außerdem wurde ihnen auch von anderen suggeriert, dass sie die verzweifelt ersehnte Liebe nur in der Außenwelt finden können.

Gut genährte Teile

Diese Vorstellung ist nicht vollkommen falsch. Ihre Teile können viel von einer anderen Person bekommen. Allerdings nur, wenn auch Sie eine Liebesbeziehung zu ihnen aufrechterhalten. In diesem Buch werden Sie erfahren, wie Sie die Hauptverantwortung dafür übernehmen können, sich um Ihre Teile zu kümmern, sodass Ihr Partner erst in zweiter Linie für sie zu sorgen braucht.

In Beziehungsratgebern stößt man häufig auf die Binsenweisheit, dass man einen anderen erst lieben kann, wenn man sich selbst liebt. In den meisten Büchern wird die Idee der Selbstliebe zum abstrakten, erstrebenswerten Ideal stilisiert. Sie bekommen nur Affirmationen, die Sie als Gegengewicht zu Ihren negativen Selbstgesprächen wiederholen sollen. In diesem Buch werden Ihnen im Gegensatz dazu konkrete Wege aufgezeigt, wie Sie sich die Magische Küche Ihres Selbst zunutze machen können. Das wird Sie in die Lage versetzen, selbst Ihren beißenden inneren Kritiker und Ihre Kellerkinder zu lieben. Der Charakter Ihrer inneren Kinder wird sich verändern, wie es auch bei gut versorgten Kindern in der Außenwelt der Fall ist. Ihre Stimmung hellt sich auf und sie werden glücklicher, wenn Sie sie ernähren, anstatt sie hungern zu lassen. Sobald Sie dazu in der Lage sind, werden Ihre Teile Ihre Liebesbeziehungen eher verbessern als ihnen schaden.

Ihr Partner wird diese Selbstfürsorge zu schätzen wissen, denn er spürt das Gewicht Ihrer emotionalen Abhängigkeit oder die Schärfe Ihrer Wut nicht mehr, wenn er unabsichtlich nachlässig war. Ihre Teile wenden sich in erster Linie an Sie, wenn sie etwas brauchen. Sie lassen sich von Ihnen trösten, wenn sie verletzt wurden. Bei dieser Reihenfolge können Ihre Teile ruhig bleiben und müssen nicht in Panik geraten, wenn Ihr Partner auf Distanz geht. Sie brauchen keine Angst zu haben, wenn Nähe entsteht. Sie können Ihrem Partner erlauben, zu sein, wer er ist, anstatt ihn in das Bild der Person zu pressen, von der Sie träumen. Wenn er weint, ängstlich ist oder auf eine andere Art handelt wie einer Ihrer verletzlichen Teile, können Sie ihn voller Liebe trösten. Sie haben nämlich bereits Erfahrung darin, das mit Ihren eigenen Teilen zu tun. Wenn er wütend wird, müssen Sie nicht defensiv reagieren. Sie haben nämlich keinen gemeinen inneren Kritiker, der mit seiner Kritik übereinstimmt und seine Kritik an Ihnen noch verstärkt. Wenn er schüchtern ist, verurteilen Sie ihn nicht dafür. Schließlich akzeptieren Sie auch die schüchternen Teile in sich selbst.

Mit anderen Worten: Wenn Sie in der Lage sind, alle Ihre Teile zu lieben, können Sie auch Ihren Partner lieben, wenn er wie diese Teile handelt. Es ist alles miteinander verbunden: Wie Sie sich innerlich auf Ihre Teile beziehen, bestimmt direkt die Art Ihrer äußeren Beziehungen und umgekehrt.

Nähe wird oft als die Fähigkeit definiert, anderen alle Aspekte seiner selbst zu offenbaren und sich dabei akzeptiert zu fühlen. Da Sie sich für Ihre verletzlichen Teile nicht schämen und keine Angst vor ihnen haben, können Sie sie Ihrem Partner zeigen. Dabei können Sie die Freude erleben, von einem anderen in Ihrer Ganzheit erkannt und erlebt zu werden. Wenn Ihr Partner ähnlich verletzlich ist, können Sie einfach liebevoll mit ihm umgehen, ohne etwas in Ordnung bringen zu müssen. Sie können eine Beziehung leben, in der alle Teile wirklich willkommen sind. Selbst wenn Ihr Partner auf Distanz geht oder wütend ist, geraten Ihre verletzlichen Teile nicht in Panik, denn sie sind sich Ihrer Liebe sicher – unabhängig von Ihrem Partner oder Ihrer Partnerin.

Wenn das der Fall ist, können Sie die liebevolle Atmosphäre Ihrer Partnerschaft genießen. Sie brauchen keine Angst davor zu haben, Ihren Partner zu verlieren oder von ihm verschlungen zu werden. Wenn das Leben Ihre Teile verletzt oder ängstigt, dann haben diese zwei Quellen des Trosts: Ihr Selbst und Ihren Partner. Wenn Ihr Partner wie jemand aus Ihrer Vergangenheit – zum Beispiel ein Elternteil – handelt, kann das schreckliche Gefühle hervorrufen und unverheilte Wunden aufreißen. Dann sind Sie trotzdem in der Lage, für diese verwundeten Teile zu sprechen statt aus ihnen heraus. Ihre Teile vertrauen nämlich darauf, dass Sie sie gut vertreten.

Folglich kommunizieren Sie Ihre Verletzung klar und respektvoll, ohne den Vorwurf oder das Schmollen, das solche Interaktionen gewöhnlich bestimmt. Im Gegenzug ist Ihr Partner in der Lage, mitfühlend darauf zu reagieren. Das ermöglicht Ihren Teilen, ihre Glaubenssätze über Beziehungen zu überdenken und die Schmerzen, die Sie von früher tragen, abzulegen. So kann Ihr

Partner Sie beim Heilen unterstützen, ohne die schwere Last tragen zu müssen, Ihr Heiler zu sein.

Wie Verbannte sich entwickeln

Unsere Verbannten und die Teile, die sie beschützen, üben einen sehr großen Einfluss auf unsere Fähigkeit zu wirklicher Nähe aus. Deshalb werfen wir nun einen Blick darauf, wie sich Verbannte entwickeln und warum sie in unseren Beziehungen einen solchen Einfluss haben.

Jeder wird mit verletzlichen Teilen geboren. Die meisten von uns lernen jedoch bereits früh – durch Interaktionen mit Bezugspersonen oder durch traumatische Erlebnisse –, dass es gefährlich ist, verletzlich zu sein. Folglich sperren wir diese kindlichen Teile innerlich weg und machen sie zu inneren Verbannten unserer Persönlichkeit.

Andererseits haben einige Menschen das Glück, Bezugspersonen zu haben, die auf ihre Verletzlichkeit mit Liebe, Geduld, Zärtlichkeit und Fürsorge reagieren. Wenn das auf Sie zutrifft, haben Sie nicht so viele Verbannte. Da Ihre Eltern Sie akzeptiert und angenommen haben, wenn diese empfindsamen Teile da waren, haben Sie gelernt, ebenfalls mit Liebe und Akzeptanz auf diese empfindsamen Teile zu reagieren.

Simon zum Beispiel hatte als Kind eine Lernstörung. Sein älterer Bruder war ein guter Schüler, der zu Hause und in der Schule überschwänglich für seine Noten gelobt wurde. Aus seinem Schmerz und seiner Frustration heraus war Simon oft weinerlich und anhänglich. Damit forderte er die Aufmerksamkeit seiner Mutter ein. Simons Eltern waren in der Lage, den Schmerz zu sehen, der seinem unreifen Verhalten zugrunde lag, statt ihn für dieses Verhalten zu kritisieren oder zu bestrafen. Sie grenzten seine verletzten Teile zwar ein, wenn sie auf diese indirekte und fordernde Weise zutage kamen, hielten ihre Herzen allerdings offen. Trotzdem blieben sie konsequent. Noch wichtiger war, dass Simon sich in der Beziehung zu ihnen sicher genug fühlte, ihnen zu erzählen, dass er sich wie ein Versager und ein Verlierer fühlte. Statt sich zu bemühen, Simon davon zu überzeugen, dass er auf anderen Gebieten besser als sein Bruder sei, oder ihn aufzufordern, über das Positive in seinem Leben nachzudenken, waren seine Eltern in der Lage, seinem Schmerz einfach zuzuhören. Sie konnten Simon zeigen, dass sie ihn liebten, ganz gleich, welche Leistung er erbrachte.

Simons Eltern reagierten auf seine verletzten Teile mit Mitgefühl, Geduld und Liebe, wann immer er sich schlecht fühlte, weil er nicht in der Lage war, so zu lesen wie die anderen. So lernte er, mit dem verletzten Teil in sich auch so umzugehen: Er hörte dem Schmerz zu und gab ihm Liebe. Dadurch fühlte sich dieser junge, kindliche Teil sicher mit ihm verbunden. Wenn er nicht verletzt war, ermöglichte er Simon kontinuierlich, über die Welt zu staunen und genussvoll verspielt zu sein.

Hätten seine Eltern auf sein »kindisches« Verhalten so reagiert wie die meisten Eltern – mit Kritik und Ungeduld –, hätte Simon seinen Schmerz kritisiert, sobald er ihn wahrnahm, und ihn in einen inneren Keller gesperrt. Als Erwachsener wäre er vom Staunen und der Verspieltheit abgeschnitten gewesen und er wäre von kritischen und ungeduldigen Teilen beherrscht worden. Diese Beschützer-Teile bezeichne ich als Manager. Dann wäre er einer dieser unsensiblen und emotional unzugänglichen Männer geworden, über die sich Frauen beschweren. Solche Männer haben Angst vor und Distanz zu allen Gefühlen, abgesehen von Wut und Zynismus. Da managerdominierte Menschen keine allzu große

Verbundenheit zulassen, fühlen sich ihre Partner oft objektiviert. Es kommt ihnen vor, als hätte ihr Partner nur Interesse an Sex und daran, einen guten Eindruck mit ihnen zu erwecken.

Zusätzlich würde Simon einen chronischen dumpfen Schmerz in der Magengrube verspüren, der von diesen verbannten Teilen ausgeht, bis er zur Hintergrundmusik seines Lebens geworden wäre. Seine Beschützer würden Wege finden, diesen Schmerz zu betäuben oder ihn davon abzulenken. Daher würde er auf die Frage, wie es ihm geht, meistens mit »gut« antworten und es auch so meinen. Es würde ihm erst dann nicht mehr gut gehen, wenn irgendetwas in der Außenwelt – eine kleine Kränkung oder ein kleiner Misserfolg – diese offene Wunde berührte. Dann würde er sich fühlen, als würden seine Eingeweide in einem flammenden Schmerz aufgehen. Gleichzeitig würde er sich in den Sumpf der abgespeicherten Erniedrigungen seiner Kindheit zurückkatapultiert fühlen.

Selbst wenn Simon sich dessen nicht bewusst wäre, würden dieser chronische Schmerz und die Möglichkeit seiner Entladung sein Leben wesentlich bestimmen. Er könnte zum Beispiel zum Workaholic werden, der sich ständig darum bemüht, sich von diesem Schmerz abzulenken. Er würde versuchen, genug Leistung zu erbringen. So könnte er schließlich beweisen, dass er kein Versager war. Er würde danach streben, attraktiv genug zu sein, damit ihn keiner ablehnen würde. Wenn ihm das nicht gänzlich gelänge, könnte er die in seinen Eingeweiden auflodernden Emotionen mithilfe eines Alkoholrauschs auslöschen. Im Kontext dieses Buchs am relevantesten: Er würde von seiner Partnerin erwarten, dass sie ihn heilt oder erlöst. Sie müsste diesen pochenden Schmerz wegzaubern.

Drei Arten, wie Teile verbannt werden können

Probleme mit Nähe werden üblicherweise von einem Hintergrundschmerz angetrieben, von einem Gefühl der Leere oder von Scham. Wenn unsere Teile in unserer Kindheit aufgebracht waren und sich auf die eine oder andere Weise extrem verhalten haben – selbstsüchtig, scheu, aufgeregt, trotzig, fordernd, kritisch, sexuell ausagierend, ängstlich usw. –, dann aktivierte dieses Verhalten Teile unserer Eltern, falls sie selbst keine Geduld für dieselben Teile in sich hatten. Unsere Eltern reagierten daher mit Kritik, Wut, Liebesentzug und brutalen Strafen auf uns. Vielleicht reagierten sie nicht immer so, aber oft genug, dass wir Angst vor diesen Teilen bekamen. Wir hassten und verbannten sie.

Ihre Eltern reagierten folglich extrem auf Sie, wenn Sie verletzt, bedürftig, mürrisch oder fordernd waren, einen Wutanfall hatten oder weinten. Ihre Teile hätten stattdessen etwas ganz anderes gebraucht: Wärme, Fürsorge oder ein ruhiges Grenzensetzen. Vielleicht wertete Ihr Vater seine eigene Verletzlichkeit als verweichlicht ab und stellte Sie bloß, wenn Sie Ihre zeigten. Oder Ihre Mutter war abhängig davon, dass Sie sich um sie kümmerten, und vermittelte Ihnen, dass Sie keine eigenen Bedürfnisse haben dürften. Oder stellen Sie sich vor, dass Ihre gleichaltrigen Freunde Sie in Ihrer Kindheit erniedrigten, wenn Sie offen und spontan waren, und dass Ihre Eltern oder Freunde, wenn Sie Ihnen davon berichteten, Ihnen empfahlen, dass Sie diese Erniedrigung übergehen und vergessen sollten. Unsere Verbannten sind oft unsere empfindsamsten Teile. Sie sind es, die bei Zurückweisung, Erniedrigung, Trauma und Vernachlässigung unserer rauen Umwelt am meisten verletzt werden. In ihrem Zustand von Kränkung oder Bedürftigkeit bringen sie die Menschen um uns herum am meisten aus dem Gleichgewicht. Vielleicht wurden Ihre Teile nicht nur bestraft, wenn sie aufgebracht und extrem waren. Viele Familien haben ungeschriebene Regeln, die gewisse Ausdrucksformen verbieten. Dazu gehören oft die einfache natürliche Ausgelassenheit eines Kindes oder Sexualität. Selbstbehauptung könnte als Angeberei bezeichnet werden, als egoistisch, widerlich und verwerflich. Um in einer solchen Familie überleben zu können, mussten Sie deren Einstellung in Bezug auf diese Teile übernehmen: Sie haben sie ebenfalls verbannt.

Aufgrund solcher Erfahrungen haben wir gelernt, nicht nur unsere Bedürftigkeit und Verletzlichkeit geringzuschätzen, zu unterdrücken und zu verdrängen, sondern auch unsere Lebendigkeit. Wir sperrten unsere Energie weg, unsere Leidenschaft, Sinnlichkeit und unseren Mut. Denn diese Qualitäten bedrohten Menschen, von denen wir abhängig waren. Ich habe mit vielen Klientinnen und Klienten gearbeitet, denen von ihren Familien gesagt wurde, dass sie ihnen »zu viel« waren. Deshalb haben sie ihre Verspieltheit und ihre Furchtlosigkeit aus Scham weggesperrt.

Es gibt drei Hauptgründe dafür, Ihre wertvollsten Seiten zu verbannen:

Ihre Verletzlichkeit in ihrem natürlichen, unschuldigen Zustand störte Ihre Bezugspersonen oder die Gleichaltrigen.
Das traf auf Sie zu, wenn ein Elternteil oder beide:

- depressiv oder derart zerstritten waren, dass es keinen Raum für Ihre Bedürfnisse gab, sodass Sie sich stattdessen Sorgen um die Eltern machen und sich um sie kümmern mussten;
- beschäftigt waren und Sie vernachlässigten, sodass Sie sich selbst und/oder Ihre Geschwister aufziehen mussten;

- Sie als Ersatzpartner oder -partnerin missbrauchten oder Sie stellvertretend für Ihre Eltern erfolgreich sein mussten;
- Sie davon überzeugten, dass Sie hart sein müssten, um zu überleben, oder ehrgeizig sein müssten, um erfolgreich zu sein;
- Angst vor Ihrer eigenen Bedürftigkeit hatten oder diese verachteten und Sie daher verbal oder körperlich verletzten.
- Das war auch der Fall, wenn Ihre gleichaltrigen Freunde von Ihnen erwarteten, cool, hart oder konkurrierend zu sein.

Ihre natürliche Lebendigkeit störte Ihre Bezugspersonen oder Freunde (Peers).

Das war der Fall, wenn ein Elternteil oder beide:

- einer rigiden Religionsgemeinschaft angehörten, die gewisse natürliche Ausdrucksweisen als sündig ansah;
- Angst davor hatten, dass Sie erwachsen werden und sie verlassen, da sie höchst abhängig von Ihnen waren;
- sexuellen oder körperlichen Missbrauch erlebt hatten, sodass jedes Anzeichen von Sexualität oder Aggression als bedrohlich gewertet wurde;
- gewalttätig miteinander umgingen oder sexuell ausschweifend waren, sodass Sie Angst vor Selbstbehauptung oder Sexualität entwickelten;
- Angst vor Ihrer Vitalität hatten und daher verbal oder körperlich übergriffig wurden, wenn Sie lebhaft waren;
- davon überzeugt waren, dass Sie unterwürfig oder harmlos sein müssten, um einen Partner oder eine Partnerin anzuziehen.
- Das traf ebenfalls auf Sie zu, wenn Ihre Peer-Gruppe oder Ihre Geschwister höchst aggressiv oder erniedrigend waren, sodass Sie sich aus Selbstschutz aus dem Kampf zurückzogen.

Ihre verletzlichen oder lebhaften Teile wurden verletzt und aufgrund dieser Verletzung so extrem, dass sie andere Menschen triggerten oder Ihnen selbst eine Last wurden.
Das passierte, wenn Sie (hier ein paar Beispiele aus meiner klinischen Arbeit):

- sich durch die Geburt eines Geschwisterkindes verdrängt fühlten, darauf mit Wut- und Trotzanfällen reagierten und dafür ausgeschimpft wurden;
- von einem Familienmitglied unbemerkt sexuell belästigt wurden, daraufhin mit anderen Kindern sexuell aktiv wurden, was wiederum hart bestraft wurde;
- von einem Mitschüler oder einer Mitschülerin attackiert wurden, daraufhin nie mehr das Haus verlassen wollten und dann die Angst wegsperrten, um wieder in die Schule gehen zu können;
- vom plötzlichen Tod eines Elternteils so schockiert waren, dass Sie am liebsten vor lauter Trauer zusammengebrochen und nie mehr aus dem Bett aufgestanden wären und dann die Trauer wegsperrten, um wieder zu funktionieren.

Wenn Verbannung aus den ersten beiden Gründen passiert, fühlen sich die Verbannten abgelehnt und nicht liebenswert. Aufgrund der Geschlechtsvorstellungen unserer Kultur neigen Jungen öfter zur ersten und Mädchen zur zweiten Art der Verbannung. Die dritte Art trifft auf alle Geschlechter gleichermaßen zu. Wenn Verbannung aus dem dritten Grund passiert, erleben die Verbannten zusätzlich zum Schmerz noch Kränkung. Sie tragen die Erinnerungen, Empfindungen, Glaubenssätze und Emotionen der schmerzlichen Erfahrung und werden nicht nur von anderen, sondern auch von uns selbst abgelehnt.

Übung

Wie hat Ihre Familie auf Sie reagiert, wenn Sie verwundbar oder überaus lebendig waren oder wenn Sie sich aufgrund einer Verletzung extrem verhielten?

Welchen Einfluss hatten die Reaktionen Ihrer Familie darauf, wie Sie selbst nun mit diesen Teilen umgehen?

Wir vergraben unsere Freude

Unsere Verbannten sind ein vergrabener Schatz, den wir wie Giftmüll erleben: Sie befinden sich in einem Zustand unaussprechlichen Schmerzes und enormer Bedürftigkeit. Wir sind davon überzeugt, verseucht zu werden, wenn wir ihnen zu nahekommen. Auch unser Umfeld bestätigt uns darin, dass wir ihnen nicht zu nahekommen sollten. Wir sollten einfach über sie hinwegkommen und nicht zurückschauen. Diese Haltung erklärt sich dadurch, dass niemand erkennt, dass das Toxische nicht die verbannten Teile selbst sind. Es sind nur die Emotionen und Glaubenssätze, die sie tragen: ihre Lasten. Im Gegenteil, diese Teile sind die Verletzlichkeit, Sensibilität, Verspieltheit, Kreativität und Spontaneität, die das Herzstück der Vertrautheit ausmachen. Wie können wir uns an unserem Partner erfreuen, wenn wir unsere Freude vergraben haben? Wenn Beziehungen fade und ungenießbar scheinen, gibt jeder Partner dem anderen die Schuld dafür. Sie sind sich nicht darüber im Klaren, dass beide vergessen haben, wo sie die Würze versteckt halten.

Wenn Sie einen verletzlichen Teil verbannen, ist es so, als würden Sie ein Kind zuerst beschämen und es anschließend in ein dunkles

Verlies sperren. Ein kleines Kind fühlt sich in einer solchen Situation abgelehnt und im Stich gelassen, verängstigt und bedürftig, nicht liebenswert. Es verzweifelt auf der Suche nach Erlösung. Genauso fühlen sich viele unserer verbannten kindlichen Teile.

Die Macht der Verbannten

Die verbannten Teile haben allerdings einen viel größeren Einfluss auf uns als ein gefangen gehaltenes Kind auf die Menschen haben könnte, die es einsperren. Wenn irgendetwas in unserem Leben passiert, das diese Verbannten verletzt, haben sie die Macht, uns in ihre Verzweiflung hineinzuziehen. Wir werden zu diesen Verbannten und sind plötzlich vollkommen überwältigt von ihrem Schmerz und ihrer Scham.

Die Autorin Elisabeth Gilbert berichtet davon, wie sie von ihren Verbannten überwältigt wurde, als ihr Freund David begann, sie zurückzuweisen. Ihr Bericht zeigt, welche Hölle wir erleben können, wenn unsere Verbannten uns überwältigen:

> *»Ich begann die Abende zu fürchten wie einen Folterkeller. Dann lag ich neben dem schönen, unerreichbaren, schlafenden David, steigerte mich in eine panische Einsamkeit und schmiedete detaillierte Selbstmordpläne. Alles tat mir weh. Ich fühlte mich wie eine primitive Maschine mit einer Sprungfeder, die unter weit stärkerer Spannung stand, als sie verkraften konnte, und im Begriff war, unter großer Gefahr für alle Umstehenden zu zerreißen. Meist fand mich David morgens in unruhigem Schlaf auf dem Fußboden neben seinem Bett, auf einem Haufen Handtücher und zusammengerollt wie ein Hund.«*[19]

Wenn unsere Verbannten uns derart überwältigen, reagieren unsere Partner oft erst überrascht und dann angewidert. Das ist genau das Gegenteil von dem, was die Verbannten erreichen wollen. Sie fühlen sich dadurch noch stärker abgelehnt. Als David entsprechend reagierte, geriet Elisabeth in eine noch größere Verzweiflung:

> *»Ich war mutlos und abhängig und brauchte mehr Zuwendung als ein Arm voll zu früh geborener Drillinge. Sein Rückzug machte mich nur noch bedürftiger, und meine Bedürftigkeit ließ ihn noch mehr zurückweichen, bis er dann bald vor meinen geschluchzten Fragen in Deckung ging, Fragen wie* Wo willst du hin? *oder* Was passiert nur mit uns?*.[…] In der Zwischenzeit fühlt sich das Objekt unserer Anbetung von uns abgestoßen. Es sieht uns an, als hätte es uns noch nie gesehen, geschweige denn leidenschaftlich geliebt. Und die Ironie dabei ist, dass man es ihm nicht einmal verdenken kann. Ich meine, sieh dich doch an! Du bist ein einziger Jammerlappen, erkennst dich selbst nicht wieder.«*[20]

Elisabeths letzter Satz offenbart eine weitere Komponente des unaufhaltsamen Teufelskreises, der in Gang kommt, wenn Verbannte die Führung übernehmen. Sie hassen sich selbst für Ihre Schwäche und Ihr Klammern. Sie sehen, wie sich Ihr Verhalten auf Ihren Partner auswirkt und können es dennoch nicht stoppen. Ihre inneren Kritiker versuchen krampfhaft, es durch Beschämung abzustellen und Ihre Verbannten wieder einzusperren. Dadurch fühlen sich die Verbannten nur noch schlechter, geraten tiefer in die Verzweiflung und streben nach noch mehr Kontrolle. Wahrscheinlich hasst auch David seine eigenen bedürftigen Verbannten, so, wie das bei den meisten Männern der Fall ist.

Wenn er dieses Verhalten an ihr sieht, behandelt er sie deshalb so wie seine eigenen Verbannten: mit Distanz und Verachtung. Die IFS-Therapeutin Mona Barbera beschreibt in ihrem Buch *Bring Yourself to Love* ein anderes Beispiel für einen solchen Prozess. Sie schildert ihren vergeblichen Versuch, ihren Mann Monk zu einem Paarseminar zu überreden:

»Ich begann, die Fassung zu verlieren, mein ganzer Körper verspannte sich. Plötzlich fühlte ich mich wie damals als Zwölfjährige. Ich saß am Esstisch.

Meine Mutter saß links von mir, mein Vater rechts und meine Schwester Lana saß mir direkt gegenüber. Vor mir stand ein Teller cremige selbst gemachte Tomatensuppe, die ich nicht essen wollte. Meine Mutter wollte wissen, warum. Ich erwiderte, dass ich sie nicht mochte. In ihrem Gesicht arbeitete es ein oder zwei Sekunden lang, dann sprang sie von ihrem Stuhl auf und schrie: ›Du bist ein undankbares, verletzendes und hasserfülltes Kind. Ich kann es dir nie recht machen!‹ Danach trampelte sie die Stufen hinauf in ihr Zimmer … Wir wussten alle aus Erfahrung, dass sie drei Tage lang nicht mehr herunterkommen würde – ganz gleich, ob wir klopften, bettelten oder uns entschuldigten …

Meine Schwester, mein Vater und ich saßen weiter am Tisch. Ich benahm mich ganz ruhig, um nur ja niemanden mehr zu verstimmen. Um meine Gefühle im Bauch formte sich ein Schild. So konnte ich sie nicht mehr wahrnehmen und geriet nicht mehr in Gefahr, sie auszudrücken und dadurch verletzt zu werden.

Als Monk kein Paarseminar mit mir besuchen wollte, triggerte er dieses zwölfjährige Mädchen in mir. Es war, als wäre ich ein Kind – zurück im Schoße meiner Familie. Alles, was ich in meinem Kopf hören konnte, war:

›Meine Bedürfnisse sind ihm ganz egal, es ist ihm völlig gleich, was ich will.‹ Ich wusste nicht, dass das nur ein Teil von mir war, der mich völlig vereinnahmte. Ich konnte die verletzte Zwölfjährige nicht wahrnehmen und ich konnte nicht für sie da sein.

Ich zeigte Monk nicht, dass ich verletzt war. Stattdessen kamen sofort ärgerliche Teile in mir hoch. Sie warfen meinem Mann vor, sich nicht um mich zu kümmern und unfair zu sein. Natürlich reizten meine ärgerlichen seine wütenden und angriffslustigen Teile.«[21]

Wie Mona richtig erkannt hat, sind Verbannte in der Vergangenheit stecken geblieben, in Situationen, die wir vergessen möchten. Wenn sie getriggert werden, reagieren manche Menschen wie Elisabeth: Sie lassen sich von ihnen überwältigen und zeigen ihrem Partner ihren Schmerz und ihre Bedürftigkeit. Andere sind eher so wie Mona: Sie fühlen zwar den qualvollen Schmerz in sich, zeigen ihn aber ihrem Partner nie. Stattdessen übernimmt ein explosiver wütender Beschützer die Führung und wir verblüffen unseren Partner mit der Intensität unserer Reaktion.

Wahrscheinlich hat Monas plötzlicher und grundloser Ausbruch in Monk einen vergleichbaren Verbannten geängstigt, der ihn zu einem ähnlich dunklen Platz in seiner Vergangenheit brachte. Das schürte den Gegenschlag seines Beschützers. So eskalieren Paar-Streitereien: Beschützer verletzen die verletzlichen Verbannten des Partners, katapultieren sie in die Vergangenheit zurück und verursachen immer extremeren Schutz und weitere Verletzungen.

Wenn Verbannte nicht getriggert werden, existieren sie als chronischer Hintergrundschmerz in uns. Selbst dann haben sie einen mächtigen, allerdings unbewussten Einfluss auf viele Aspekte unseres Lebens. Dazu gehören zum Beispiel unsere Partnerwahl, unsere Fähigkeit, bei der Partnersuche geduldig zu bleiben, und auf das Ausmaß, mit dem wir uns an unseren Partner klammern, ihn kontrollieren, uns vor ihm schützen, von ihm verletzt werden und unzufrieden mit ihm sind. Mit anderen Worten: Unsere Verbannten und deren Beschützer bestimmen über Erfolg und Niederlage unserer Liebesbeziehungen.

Ihre Verbannten erlitten einen Doppelschlag. Zuerst wurden sie von jemandem, auf dessen Liebe sie sich verließen, abgelehnt, beschämt oder verlassen. Danach behandelten Sie sie auf dieselbe Weise: Sie lehnten sie ab, beschämten und verließen sie. Daher suchen sie oft verzweifelt nach Liebe, obwohl sie auch große Verlustangst haben oder davon überzeugt sind, diese Liebe nicht zu verdienen. Wie ich vorher bereits erwähnte, wirken sie in ihrem verbannten Zustand weniger wie vergrabene Schätze. Sie scheinen eher toxischer Müll zu sein, der alles verseucht, wenn man ihn rauslässt. In diesem Zustand können diese Verbannten in Ihren Beziehungen Verwüstung anrichten.

So erscheint es sinnvoll, sich nicht mit ihnen zu befassen. Es braucht einen Vertrauensvorschuss, damit Sie bereit sind, sich Ihren Verbannten zu nähern. Sie müssen daran glauben, dass sie mehr sind, als sie scheinen, und sich in wertvolle Qualitäten verwandeln können. Ein Ziel dieses Buchs ist es, aufzuzeigen, dass Ihre Verbannten nur deswegen destruktiv für Ihre Beziehung sind, weil sie verbannt wurden und Lasten aus Ihrer Vergangenheit tragen. Sobald Sie lernen, sie zu lieben und selbst für sie zu sorgen, verwandeln sie sich genau in die Qualitäten, die Beziehungen ihren Glanz verleihen.

Übung

Haben Sie sich schon Zeit dafür genommen, Ihre Verbannten kennenzulernen? Unter welchen Umständen würde sich diese Erkundung sicher anfühlen?

Was empfinden Sie für Ihre Verbannten, während Sie sie besser kennenlernen? Wie sehen Ihre inneren Gespräche mit den verbannten Teilen aus?

Wie oft übernehmen die Verbannten in Ihrer Beziehung die Führung? Wo in Ihrer Vergangenheit sind diese Teile stecken geblieben?

Wie könnten Sie anders auf Ihre Verbannten eingehen? Was würde sich ändern, wenn Sie gut für sie sorgen würden?

Verbannte finden und heilen

Da Mona wusste, dass sie Teile in sich trägt und wie sie sie in ihrem Inneren aufspüren konnte, war sie später dazu in der Lage, diesen unglücklichen Teenager-Teil zu finden. Sie konnte ihn trösten und sich wieder mit Monk verbinden.

> *»Einige Stunden später, auf einer unbefestigten Straße in der Nähe eines Restaurants, konnte ich schließlich die verletzte Zwölfjährige in mir wahrnehmen. Ich traf sie in dem Esszimmer, in dem sie sich gefangen und isoliert fühlte. Ich spürte, dass sie sich entspannte, weil ich bei ihr war und ihre Welt bezeugte. Ich tat etwas für sie, das zuvor noch*

niemand getan hatte: Ich bemerkte ihren Schmerz. Danach erwachte ich aus der engen Fokussierung auf mich selbst. Ich sah Monk mit angespannten Schultern und leeren, unnachgiebigen Gesichtszügen im Dunkeln stehen. Er war ebenfalls verletzt.
Ich nahm einen tiefen Atemzug, gab meine wütende Einstellung auf und sagte: ›Ich muss dich sehr verletzt haben, sonst hättest du nicht so gehandelt.‹ Seine Schultern entspannten sich und sein Gesicht nahm wieder seine üblichen weichen Formen an. Ich spürte, wie ich mich entspannte, und nahm wieder ein sattes, warmes und geerdetes Gefühl in meinem Zentrum wahr: unsere Verbindung.«[22]

Wahrscheinlich fühlte sich Monas Zwölfjährige anfänglich von Monk angezogen: Er wirkte, als könnte er sich so um sie kümmern, wie es ihr Vater nie getan hatte. Aber jedes Mal, wenn Monk eine Bitte, die ihr wichtig war, nicht erfüllte, platzte die Hoffnung dieses verbannten Teils: »Monk ist auch nicht anders als mein Vater! Ich dachte, jetzt bin ich gerettet, aber ich bin immer noch in derselben Falle, wo mich keiner vor meiner verrückten Mutter schützt!« Wenn Mona weiterhin in der Lage ist, ihrem verbannten Teil zu zeigen, dass sie ihn schützen und für ihn sorgen kann, wird sie seine ganzen Erwartungen nicht auf Monk projizieren. Sie muss nicht länger in der Vergangenheit leben. Stattdessen kann Monk vom ungetrübten Sinn für Humor und der Klugheit dieses geschützten Teenagers profitieren.

Zusätzlich ist an Monas Geschichte hervorzuheben, dass sie den Streit mit Monk dazu genutzt hat, einen wesentlichen Verbannten in ihr zu finden und zu heilen. In solchen Episoden der Unverbundenheit, so unangenehm sie auch sein mögen, steckt eine unglaublich wertvolle Gelegenheit für Heilung. Ein Paar, das dazu in der Lage ist, kann entdecken, dass die Beziehung davon künftig profitieren kann. Die Voraussetzung dafür ist jedoch, dass beide Partner, ganz entgegen ihrer Gewohnheit, in ihrem Inneren etwas verändern, wenn sie vom anderen verletzt werden.

Extreme Glaubenssätze über Beziehungen

Verbannte fühlen sich verwaist und abgelehnt, so wie Monas zwölfjähriger Teil. Sie bemühen sich verzweifelt darum, aus ihrem elenden Zustand erlöst und endlich geliebt und geheilt zu werden. Alleine deswegen beeinflussen Verbannte tiefgehend die Fähigkeit zu echter Nähe. Zusätzlich tragen sie jedoch eine Reihe extremer Glaubenssätze in sich: über die Bedeutung von Liebe, ob sie liebenswert sind oder nicht, von wem sie Liebe bekommen müssen und ob diese von Dauer sein wird. Oft sind diese Glaubenssätze durch Erfahrungen mit ihren ersten Bezugspersonen in der frühen Kindheit entstanden. Extreme Glaubenssätze können allerdings auch von späteren schwierigen Lebenserfahrungen herrühren.

Was Liebe heißt

Viele meiner Klientinnen und Klienten erfuhren kaum oder nie Liebe von ihren Eltern. Stattdessen wurden sie als Kinder aufgrund der Teile ihrer Eltern auf die eine oder andere Weise benutzt. Wenn Ihr Vater Sie zum Beispiel dazu brauchte, dass Sie sich emotional um ihn kümmerten, dann wertschätzte er nur die Teile von Ihnen, die das tun konnten: fürsorgliche, erfolgreiche oder sexuelle Teile. Sie mussten Ihre eigene Verletzlichkeit verbannen. Für diese Verbannten bedeutet Liebe, die überwältigende Verantwortung auf sich zu nehmen, vergeblich zu versuchen, für jemanden zu sorgen. Wenn Sie von einem Elternteil sexuell objektiviert wurden, werden Sie Verbannte haben, die glauben, dass Liebe Gefahr und Erniedrigung bedeutet. Wenn es Ihre Mutter nicht aushielt, von Ihnen verlassen zu werden, bedeutet Liebe, all Ihre Hoffnungen und Ambitionen für einen anderen Menschen zu opfern.

Ich möchte darauf hinaus, dass viele Ihrer Verbannten in einer Klemme stecken. Sie lechzen nach Liebe, glauben allerdings, sehr viel dafür bezahlen zu müssen. Viele meiner Klientinnen und Klienten bemerkten, dass es ihre kindlichen Verbannten in Schrecken versetzte oder dass sie sich verschlossen, sobald sie ihnen zu nahekamen. Diese Verbannten waren nicht einmal in der Lage, der Liebe des Selbst zu vertrauen. Es bedurfte vieler Sitzungen, in denen meine Klienten einfach mit ihren Verbannten zusammen waren, ohne Druck auszuüben. Erst dann begannen diese, überhaupt ein wenig auf die Liebe des Selbst zu reagieren. Stellen Sie sich vor, wie sehr Ihre Fähigkeit zu echter Nähe von so einem verängstigten und unerfahrenen Kellerkind beeinflusst wird, das fest davon überzeugt ist, Liebe sei entweder verschlingend oder bedrohlich.

Nicht liebenswert sein und Todesangst

Die meisten Verbannten haben nicht nur Ängste in Hinblick auf Liebe, sondern sie glauben auch, wertlos oder nicht liebenswert zu sein. Das ist gewöhnlich der Fall, wenn Ihre Verbannten diese Botschaft von einem oder von beiden Elternteilen erhalten haben. Diese Botschaft ist furchterregend. Nicht geschätzt zu werden, ist die erschreckendste Botschaft, die ein Kind von einem Elternteil erhalten kann.

Es gibt gute Gründe dafür, dass Kinder mit diesem großen Bedürfnis nach Anerkennung geboren werden. Die häufigsten Gründe, warum Kinder ihre Kindheit nicht überleben, waren immer schon Krankheit oder Komplikationen während der Geburt, aber auch Vernachlässigung oder Missbrauch. Selbst heute noch sterben fünf Millionen Kinder jedes Jahr, noch bevor sie das fünfte Lebensjahr erreicht haben. Menschliche Kinder sind pflegeaufwändige Organismen. Sie brauchen ständig Aufmerksamkeit und Einsatz. Im Vergleich zu anderen Tieren bleiben sie außergewöhnlich lange von ihren Eltern abhängig. Für manche kann Ablehnung den Tod oder extremes Leiden bedeuten. Als Folge davon werden Kinder mit einem übermäßigen Wunsch nach Wertschätzung und einer schrecklichen Angst vor Ablehnung geboren. Was wir als Selbstwertgefühl bezeichnen, ist eigentlich ein Gefühl der Sicherheit darüber, dass wir als Kind geliebt wurden. Damit war unser Überleben gesichert. Wenn Ihre Bezugspersonen Sie mögen, können Sie überleben – wenn nicht, könnte das Ihr Todesurteil sein.

Diese frühen Todesängste erlöschen, wenn ein Kind regelmäßig positive Botschaften über seinen Wert erhält und die Umwelt sicher ist. Ein gut versorgtes Kind kann sich entspannt in der Welt ausbreiten. Die Persönlichkeitsteile des Kindes, die das Überleben sichern sollen, können sich entspannen. Sie ermöglichen dem Kind Zugang zu einem reichen Innenleben voll intensiver Gefühle und Ressourcen. Je mehr ein Kind dieses innere Reich erahnen kann, umso sicherer fühlt es sich. Es hat nicht nur Zugang zu kreativen, abenteuerlustigen und verspielten Teilen, sondern es kann auch sein Selbst spüren: wer es hinter all der Angst wirklich ist.

Es gibt drei unterschiedliche Arten, wie Kinder die Botschaft erhalten, nicht liebenswert zu sein. Die ersten beiden sind das Resultat einer Objektivierung durch die Eltern: Sie sehen ihre Kinder als etwas anderes, als sie wirklich sind. Manche Eltern vermitteln dem Kind, dass es sehr wertvoll und unentbehrlich ist – allerdings nur dann, wenn es eine bestimmte Rolle ausfüllt. Solche Eltern behandeln ihre Kinder wie Ersatzpartner, Vertraute oder Freunde, wie Trophäen, deren Leistung oder Aussehen das elterliche Ego aufwerten sollen, wie eine Quelle der Unterhaltung oder Ablenkung, wie die Rettung für ihre instabile Ehe oder wie Verbündete gegen den feindlichen Partner oder die feindliche Partnerin. Kinder solcher Eltern bekommen die Botschaft, dass sie nicht für das geschätzt werden, was sie sind. Ausschließlich ihre Rolle ist extrem wertvoll. Solche Kinder befinden sich in einer verwirrenden Klemme: Sie werden oft mit Aufmerksamkeit, speziellen Privilegien und Lob überschüttet. Sie fühlen ihren Eltern gegenüber große Dankbarkeit und Loyalität. Warum also fühlen sie sich so wertlos?

Kinder der zweiten Gruppe wissen ganz genau, warum sie sich schlecht fühlen. Ihre Eltern sehen sie als unerwünschte Last, die ihr Leben ruiniert hat, als Sündenbock für das eigene Scheitern, als Zielscheibe ihrer fehlgeleiteten Rache oder als Sex-Spielzeug, das gebraucht und danach weggeworfen wird. Oft tragen diese Kinder nicht nur die tief verwurzelte Botschaft der Eltern in sich, nicht wertvoll zu sein. Sie geben sich auch noch selbst die Schuld für das Verhalten ihrer Eltern. Sie fragen sich: »Warum sollte meine Mutter sich so verhalten, wenn mit mir alles in Ordnung wäre?« So ziehen sie für sich die Schlussfolgerung, dass mit ihnen etwas nicht stimmt.

Die Kinder der ersten Gruppe wissen wenigstens, dass sie überleben werden, wenn sie ihre Rolle weiterhin spielen. Kinder der zweiten Gruppe versuchen verzweifelt zu gefallen, schaffen es aber nie, oder geben auf und errichten eine schützende Wand rund um ihr Herz. Folglich werden ihre Todesangst und ihr unheilvolles Gefühl allgegenwärtig sein.

Es gibt noch eine dritte Art, wie Eltern ihren Kindern die Botschaft vermitteln können, nicht geschätzt zu werden: durch Zufall. Es kann ganz leicht passieren, dass ein Kind Ereignisse falsch interpretiert und sich selbst die Schuld dafür gibt. Die Eltern eines Kindes lassen sich scheiden. Das Kind nimmt an, etwas falsch gemacht zu haben, weil sein Vater es verlässt. Die Schwester übertrifft es in der Schule und erhält viel Lob. Es schlussfolgert, nicht so wertvoll zu sein wie seine Schwester. Der Bruder hat eine chronische Krankheit, die einen großen Teil der Aufmerksamkeit der Eltern beansprucht. Es fühlt sich verlassen und weniger wichtig als er. Der Vater hört plötzlich auf, es zu umarmen, wenn es sich in der Präadoleszenz zu entwickeln beginnt. Es nimmt an, etwas falsch gemacht zu haben. Aus meiner jahrelangen klinischen Erfahrung weiß ich: Wenn Eltern nicht höchst sensibel auf die Reaktion jedes Kindes auf familiäre Umbrüche oder Traumata reagieren, es gut beobachten und begleiten, ist es unvermeidlich, dass Kinder sich in einem gewissen Maße wertlos fühlen.

Wie beeinflusst nun das Gefühl Ihrer Verbannten, nicht liebenswert zu sein, Ihre Beziehung? Wenn Sie in Ihrem tiefsten Inneren davon überzeugt sind, nicht liebenswert zu sein, werden Sie natürlich eine riesengroße Angst davor haben, dass sich diese Annahme durch Ablehnung bestätigt. Als Folge davon nehmen manche Menschen nicht die notwendigen Risiken auf sich, einen guten Partner zu finden. Sie gehen zu allen auf Distanz, die ihnen näherkommen möchten. Schließlich befürchten sie, der andere könnte sehen, wie schlecht sie in Wirklichkeit sind. Andere Menschen werden narzisstisch und versuchen beständig, ihre gefühlt abgrundtiefe Wertlosigkeit mit Aufmerksamkeit oder Anerkennung anderer zu füllen.

Der Drang nach Erlösung

Das Gefühl, wertlos zu sein, hat noch eine andere Konsequenz. Sie ist so verbreitet und mächtig, dass sie eine längere Erklärung verdient. Die Last des Gefühls, nicht liebenswert zu sein, erzeugt nicht nur die zuvor erwähnte Todesangst, sondern auch einen riesigen Drang nach Erlösung. Der Elternteil, der ursprünglich die Botschaft vermittelte, nicht liebenswert zu sein, soll bitte seine Meinung ändern und Ihnen sagen, dass er Sie in Wahrheit schätzt. Dieser Drang nach Erlösung spielt eine große Rolle bei der Partnerwahl. Sie werden einen Partner oder eine Partnerin suchen, der oder die so aussieht, klingt oder handelt wie die Person, die Sie ursprünglich erlösen sollte. Sie werden sich stark zu jemandem hingezogen fühlen, der gewisse Ähnlichkeiten mit einem Elternteil von Ihnen hat, wenn dieser Elternteil Sie ursprünglich erlösen sollte.

Bei Ihrer Partnersuche werden Sie bestimmten Menschen gegenüber eine große, berauschende Anziehung empfinden. Wenn Sie dieses schwärmerische Gefühl in sich bis zu seiner Quelle zurückverfolgen, werden Sie wahrscheinlich eines Ihrer Kellerkinder in einem ekstatischen Zustand vorfinden. Es hat nun die Aussicht darauf, endlich erlöst und so umsorgt zu werden, dass seine Sehnsucht gestillt wird. Eine bestimmte Person wird zu Ihrem auserkorenen Erlöser. Der Verbannte glaubt, wenn Sie Ihren Partner dazu bringen, Sie zu lieben, wird das endlich beweisen, dass Sie trotz allem liebenswert sind. Es wäre, als ob Ihre Mutter ihre Einstellung ändert und Sie fortan bezaubernd findet. Als würde Ihr Vater nicht nur aufhören, Sie als Versager zu sehen, sondern sogar sehr stolz auf Sie sein. Der Verbannte glaubt, endlich die Liebe und Sicherheit zu bekommen, die er sich von einem oder beiden Elternteilen ersehnt hat. Er glaubt, dass er nun endlich aus dem Sumpf von Scham und Wertlosigkeit herausgezogen wird, in dem er am Ertrinken war.

Nehmen wir das Beispiel meiner Klientin Tina, einer attraktiven 32-jährigen Frau, die sehr viel Erfahrung in der Partnersuche hatte. Sie fragte mich: »Warum fühle ich mich nur von Arschlöchern angezogen? Warum kann ich mich nicht für Männer interessieren, die mich respektieren und gut behandeln?« Nach einigen Stunden fand Tina eine Verbannte, ein achtjähriges Mädchen. Es war in der Zeit stecken geblieben, als ihr Vater, den sie zuvor als fordernden Narzissten beschrieben hatte, kontinuierlich ihre Versuche ignorierte, ihn dazu zu bewegen, mit ihr zu spielen. Er war selten zu Hause und in der wenigen Zeit, wenn er zu Hause war, arbeitete er oder spielte mit Tinas älterem Bruder Ball. Tinas jüngere Version fühlte sich von ihm nicht gesehen – als wäre sie in seinen Augen nicht existent. Das kleine Mädchen starrte seinen Vater mit einem trostlosen Blick an, während er mit dem Bruder spielte. Es wartete darauf, von ihm bemerkt zu werden.

Als sie diese Szene aus ihrer Vergangenheit betrachtete, stiegen Tina Tränen in die Augen. Sie meinte, sie habe Mitgefühl mit diesem armen, ignorierten kleinen Mädchen. Ich bat Tina, in die Szene einzutreten und für das kleine Mädchen da zu sein, so, wie sie es damals gebraucht hätte. Tina sagte, dass sie auf das Mädchen zugehe und versuche, seine Aufmerksamkeit zu erringen. Das Mädchen ignorierte sie allerdings und blickte weiter sehnsuchtsvoll auf seinen Vater. Ich bat Tina, durchzuhalten und dem Mädchen weiterhin zu zeigen, dass sie sich um es kümmerte, selbst wenn es sie weiterhin ignorierte. Das Mädchen sah Tina neugierig an und sagte ihr, dass es nur seinen Vater wolle. Ich bat Tina, das Mädchen zu fragen, was es befürchtete, was passieren würde, wenn es die Liebe seines Vaters nie bekäme. Das Mädchen sagte, es müsse etwas mit ihr nicht stimmen, wenn er sie nicht liebe. Tina sagte der Achtjährigen, dass mit ihr alles in Ordnung sei. Ihr Vater wisse nur nicht, wie er eine Beziehung zu kleinen Mädchen aufbauen könne, und sei dem Irrglauben verfallen, Jungen wären wichtiger. Das Mädchen sagte, dass ihm das egal wäre und es noch immer seine Liebe brauche, um sich in Ordnung zu fühlen.

Es brauchte noch einige Therapiestunden, in denen Tina der Achtjährigen weiterhin zeigte, dass sie sich um sie kümmerte, bis das Mädchen zu glauben begann, Tina könne ihr etwas Wertvolles anbieten. Es begann, seinen Blick vom Vater zu lösen und auf Tina zu lenken. Irgendwann ließ das Mädchen seine stoische Maske fallen und fiel schluchzend in Tinas Arme. Als das Mädchen sich ausgeweint hatte, brachte Tina es aus dieser Situation heraus, nahm es in ihre aktuelle Wohnung mit und fuhr fort, es in Liebe zu hüllen. Die Wertlosigkeit und das Gefühl, nicht liebenswert zu sein, flossen aus dem Körper des kleinen Mädchens heraus und wurden von einer warmen Stille ersetzt.

Tinas Vater hatte diesem kleinen Mädchen die Last aufgebürdet, sich ungeliebt zu fühlen, und weil sich das Mädchen so schlecht fühlte, hatte Tina es verbannt. Folglich glaubte das Mädchen nicht daran, von Tina etwas bekommen zu können. Stattdessen brachte es Tina dazu, sich in Männer zu verknallen, die wie ihr Vater waren: gut aussehend und stark, selbstbezogen und arbeitssüchtig. Mit diesen Männern wiederholte sich immer dasselbe Muster. Tina verliebte sich Hals über Kopf in sie, war blind für offensichtliche Warnhinweise und begeistert von ihrer Aufmerksamkeit. Die Achtjährige fühlte sich plötzlich vom Fluch befreit, nicht liebenswert und verbannt zu sein. Tina schwärmte für den Typen wie ein dankbares Kind. Mit der Zeit begannen die Männer, sich erdrückt zu fühlen und sie schlecht zu behandeln. Tina verletzte dieses Verhalten sehr, da die innere Achtjährige in die Situation mit ihrem ablehnenden Vater zurückgeschleudert wurde. Das hüllte sie einmal mehr in eine dunkle Wolke aus Wertlosigkeit. Den Mann ängstigte ihre starke Reaktion. Er ließ sie entweder fallen oder behandelte sie weiterhin schlecht, bis ihre beschützenden Teile die Achtjährige übermannten und sie aus der Beziehung hinauszogen. Danach hatte sie beständig das Gefühl, nicht liebenswert zu sein, bis der nächste charismatische Erlöser auftauchte.

Als die Achtjährige anfing, darauf zu vertrauen, dass sie die Aufmerksamkeit ihres Vaters nicht brauchte, da Tina jetzt für sie da war, veränderte sich alles. Jetzt konnte sie die Schwächen der Männer sehen, die von der Vater-Trance des kleinen Mädchens verdunkelt wurden. Jetzt fühlte sie sich von Männern angezogen, die sich wirklich für sie interessierten und sie gut behandelten, selbst wenn sie nicht wie männliche Models aussahen und ein sechsstelliges Gehalt hatten. Sie begann, sich mit Steve zu treffen, einem geschiedenen Lehrer, der seinen zwei kleinen Söhnen ein hingebungsvoller Vater war. Ich arbeitete weiterhin mit Tina, während sie sich auf diese neue Art von Männern und Beziehungen einstimmte. Sie vermisste manchmal die stürmischen Anfangsphasen, die sie mit den anderen Männern erlebt hatte. Sie empfand es allerdings als erleichternd, aus der Achterbahn der Gefühle auszusteigen und sich auf jemanden einzulassen, der sich genauso um sie bemühte wie sie sich um ihn. Sie bemerkte auch, dass sie nicht so stark reagierte wie vorher, wenn Steve etwas Gedankenloses tat. Tinas Gefühl für ihren eigenen Wert hing nicht mehr vom Verhalten ihres Partners ab. Das kleine Mädchen in ihr wusste, dass Tina es liebte – unabhängig davon, was Steve tat.

Ich fand heraus, dass dieser Drang nach Erlösung das Liebesleben der meisten meiner Klienten zu einem gewissen Grad beeinflusst. Er wird durch unsere Kultur verstärkt, in der uns ständig vermittelt wird, es sei der Schlüssel zum Glück, einen Lebenspartner zu finden, und als Alleinstehender sei man ein Verlierer.

Allein die Tatsache, dass wir in einem solchen Umfeld aufgewachsen sind, hat Teile in uns hervorgebracht. Sie hindern uns daran, unser Leben zu genießen, bis wir unseren trügerischen Seelenpartner gefunden haben. Deshalb interessieren sich unsere Teile nicht für das, was wir ihnen anzubieten haben. Wenn Ihre Eltern diesen Teilen nur eine kleine Dosis Wertlosigkeit verabreicht haben, werden Sie ununterbrochen in einer von Wertlosigkeit angetriebenen Achterbahn der Gefühle festsitzen – wie Tinas Teil oder wie einer seiner vielen Varianten. Eine dieser Varianten ist das Muster der kognitiven Verzerrung, auch bekannt als »Halo-Effekt«. Bei diesem Muster beginnen Sie unzufrieden zu sein, sobald Ihr auserkorener Erlöser Sie zu mögen beginnt (»Sie kann nicht so großartig sein, wenn sie mich attraktiv findet.«) oder Teile von sich zeigt, die dem Erlöser-Profil nicht entsprechen (»Warum weint er? Er soll doch der Starke sein.«). Eine andere Variante ist das Muster, »jemanden fallen zu lassen, bevor man selbst fallen gelassen wird«: Sie distanzieren sich von Ihrem Erlöser, noch bevor er Ihnen so nahe ist, dass er Ihre Unvollkommenheit entdeckt.

Sich nicht liebenswert zu fühlen, die damit verbundene Todesangst und der Drang nach Erlösung sind wesentlich daran beteiligt, die Beziehungshölle zu schaffen, in der wir gefangen sind. In unserem Kulturkreis wird man auf zwei Türen verwiesen, um sich der Last zu entledigen, sich nicht liebenswert zu fühlen:

1. Finden Sie einen Erlöser, der Ihnen beweist, dass Sie eben doch liebenswert sind.
2. Finden Sie Aktivitäten oder Substanzen, um sich davon abzulenken (Medikamente, Fernsehen, Internet, Arbeit, Shopping, Drogen und Alkohol oder andere Suchtmittel).

Nichts davon funktioniert wirklich. Ironischerweise führt die wirkungsvolle Tür nach innen, zu den verbannten, kindlichen Teilen. Sie können aus der vergangenen Hölle, in der sie stecken geblieben sind, herausgeholt werden. Sie können ihnen zeigen, dass sie immer liebenswert waren.

Lasten durch Missbrauch

Ihr auserkorener Erlöser wird unweigerlich scheitern: Er weiß nicht besser als Sie, wie er das kleine Mädchen oder den kleinen Jungen aus der Vergangenheit herausholen kann. Zusätzlich haben Sie ihn gewählt, weil er dem Menschen ähnelt, der Sie in der Vergangenheit verletzt hat. Daher ist es wahrscheinlich, dass er Sie irgendwann genauso verletzen wird wie Ihr Elternteil. Es ist, als würden Sie mit einer unsichtbaren Eisenkette gefesselt umherlaufen und nach dem Menschen suchen, der den passenden Schlüssel zum Schloss an der Kette besitzt. Wenn Sie diesen Menschen finden, freuen Sie sich über die Entlastung. Allerdings müssen Sie später entdecken, dass er andere Fesseln dabeihat, die er Ihnen anlegt.

Wenn Sie körperlich oder sexuell missbraucht wurden, haben Ihre Verbannten andere Glaubenssätze über ihren Wert. Das führt zu diesen Nicht-liebenswert-sein-Erlösungsmustern. Einer davon ist der, dass man selbst die Schuld für den Missbrauch trägt, daher schlecht und wirklicher Liebe nicht würdig ist. Sie werden sehr viel Missbrauch von Ihrem auserkorenen Erlöser ertragen, da er nur bestätigt, was Sie selbst über sich denken. Es wird Ihnen sowohl schwerfallen, daran zu glauben, Sie würden eine respektvolle Behandlung verdienen, als auch eine solche zu akzeptieren. Sie werden Teile in sich tragen, die glauben, dass Sie für jede Freundlichkeit, die Ihnen zuteilwird, irgendwie bezahlen müssen, vielleicht durch sexuelle Gefälligkeiten oder exzessive Fürsorge. Sie werden davon überzeugt sein, dass ein anständiger Mensch niemals mit Ihnen zusammen wäre.

Die meisten missbrauchten Kinder treffen solche Annahmen über sich, da ihr junger Verstand keine andere Erklärung dafür finden kann, dass Erwachsene sie so schlecht behandeln. Zusätzlich ist es sicherer für ein Kind, sich selbst zu hassen, als auf den Missbrauchenden wütend zu sein. Er würde sie nur noch stärker verletzen, sobald sie ihm die geringste Missachtung entgegenbrächten. Wenn Sie missbraucht wurden, ist es wahrscheinlich, dass Sie kindliche Verbannte in sich tragen. Sie sind in der Zeit des Missbrauchs stecken geblieben und halten an dieser Art der Selbstverachtung fest.

Der Glaube an die eigene Wertlosigkeit geht oft mit einem starken Drang nach Erlösung einher. Die Intensität dieses Drangs nach Erlösung korreliert oft positiv mit dem Schweregrad und der Chronizität des Missbrauchs. Das erklärt, warum so viele Menschen ständig zu Partnern zurückgehen, die sie missbrauchen, selbst wenn sie vernünftige Alternativen dazu haben. Sie sind von den flüchtigen Momenten abhängig, in denen der vermeintliche Erlöser ihnen Liebe entgegenbringt oder sie beschützt. Sie glauben daran, dass sie es verdienen, schlecht behandelt zu werden. Es ist wichtig, sich daran zu erinnern, dass das nur eine extreme Version des Erlösungsmusters ist, in dem die Verbannten der meisten Menschen gefangen sind.

Die Frage, ob die Liebe andauern wird

Verbannte tragen eine ganze Reihe einflussreicher Glaubenssätze in sich. Häufig geht es darum, ob sie jegliche Liebe, die sie bekommen, wieder verlieren werden oder nicht. Einige Klienten sehen das Bild eines ausgelaugten Kindes, das wie ein Zombie aussieht, in die Luft starrt und auf ihre Anwesenheit nicht reagiert. Diese Teile waren tief bestürzt, die Liebe einer Bezugsperson zu verlieren. Deshalb haben sie die Hoffnung aufgegeben, jemals wieder irgendeine Art von Liebe zu bekommen. Gründe für den Verlust können Vernachlässigung, Ablehnung, Verlassenwerden von einem Elternteil oder ein plötzlicher Todesfall sein. Er kann auch auf eine andere Situation zurückzuführen sein. Solche Ereignisse, speziell wenn sie wiederholt auftreten, lassen in Kindern nicht nur die Annahme entstehen, dass Liebe niemals von Dauer sein wird. Sie erlangen auch die Überzeugung, dass der Schmerz des Verlusts so fürchterlich ist, dass es besser ist, sich dem niemals wieder auszusetzen. Wenn Sie einem solchen Glauben anhängen, werden Sie es nicht mehr wagen, sich auf wahre Nähe einzulassen. Sollten Sie trotzdem das Risiko einer Partnerschaft auf sich nehmen, wird ein solcher Glaubenssatz Sie davon abhalten, Ihr Herz jemals wirklich für Ihren Partner zu öffnen. Sie erwarten, jeden Moment von Ihrem Partner verlassen zu werden. Daher scheint es weise zu sein, emotional nicht zu viel zu investieren.

Selbsterfüllende Prophezeiungen

Die Glaubenssätze über Liebe, die unsere Verbannten in sich tragen, begrenzen nicht nur die Nähe und Vertrautheit, die in unserem Leben möglich sind. Oft erzeugen sie genau das Szenario, das Sie befürchten. Wenn Sie zum Beispiel Ihr Herz nicht für Ihren Partner öffnen, da Sie befürchten, von ihm verlassen zu werden, wird er Sie viel eher wirklich verlassen, als wenn Sie sich für ihn geöffnet hätten. Sobald er geht, bestätigt das den Glaubenssatz Ihres Verbannten. Dadurch wird die Wahrscheinlichkeit erhöht, dass sich die gleiche Dynamik in Ihrer nächsten Partnerschaft wiederholt. Dasselbe gilt, wenn Sie sich Ihrem auserkorenen Erlöser gegenüber höchst abhängig, kontrollierend oder co-abhängig verhalten, da Sie sich nicht liebenswert fühlen. Das wird dazu führen, dass er den Respekt vor Ihnen verliert und Sie schlecht behandelt. Das wiederum bestätigt Ihre Glaubenssätze über sich.

Es ist eine der größten Ungerechtigkeiten in dieser Welt, dass Menschen, die als Kinder missbraucht wurden, zu einem Leben mit wiederkehrender Misshandlung verdammt sind. Das geschieht aufgrund der Glaubenssätze und Emotionen, die sie während des ursprünglichen Missbrauchs angesammelt haben. Oft wird solchen Menschen von Familienangehörigen oder Fachleuten aus dem Gesundheitsbereich vorgeworfen, dass sie ihre Notlage frei wählen und Gefallen daran finden würden. »Sie muss etwas davon haben, dass sie mit so einem schrecklichen Typen zusammen ist. Sie genießt es wohl, dominiert zu werden.«

Übung

Sie können eine Vorstellung davon bekommen, welche extremen Glaubenssätze über Liebe und Beziehung Ihre Verbannten in sich tragen, wenn Sie an Ihre Kindheit denken. Darauf konzentrieren sich viele konventionelle Therapien.

In welchem Ausmaß wurden Sie beispielsweise benutzt oder missbraucht? Haben Ihnen Ihre Eltern das Gefühl gegeben, wertlos zu sein? Wie sehr mussten Sie sich um sie kümmern? Welche Glaubenssätze haben Ihre Verbannten dadurch eventuell entwickelt?

Es ist allerdings schwierig, genau zu wissen, was Ihre Verbannten über Liebe denken, solange Sie ihnen nicht direkt zuhören. Das könnte zu diesem Zeitpunkt verfrüht sein, da Ihre Beschützer noch

nicht dazu bereit sind, Ihnen Zugang zu Ihren Verbannten zu gewähren. In diesem Fall wird die Übung nicht viele Informationen zutage bringen und Sie brauchen die Hilfe eines IFS-Therapeuten, um bis zu den Glaubenssätzen Ihrer Verbannten vorzustoßen. Denken Sie an Zeiten in Ihrer Beziehung, als Sie sich besonders verletzlich fühlten. Ihre Gefühle können Verletzlichkeit, Scham, Verlustangst, Angst vor dem Verschlungenwerden, vor Ablehnung, vor Bedürftigkeit oder der Drang nach Erlösung gewesen sein. Wählen Sie das Gefühl, das am häufigsten in Ihnen aufkommt. Konzentrieren Sie sich nun auf Ihre Erinnerung an dieses Gefühl. Schauen Sie, ob Sie spüren können, wo es in Ihrem Körper oder um ihn herum lokalisiert ist. Finden Sie heraus, welche Gefühle Sie diesem verletzlichen Teil von sich entgegenbringen. Sagen Sie jedem Teil, der Angst vor dem betreffenden Teil hat oder ihn nicht mag, dass Sie diesen nur ein wenig besser kennenlernen möchten. Bitten Sie ihn, sich zu entspannen und beiseitezutreten. Machen Sie damit weiter, bis Sie sich für den Verbannten interessieren. Sobald Sie nur noch neugierig auf ihn sind, ist es sicher, diesen Teil zu fragen, was er Ihnen erzählen möchte. Versuchen Sie, mit offenem Herzen und Geist zuzuhören.
Wenn es sich sicher anfühlt, teilen Sie Ihrem Partner/Ihrer Partnerin Ihre Erkenntnisse mit.

Bindungstheorie und Verbannte

Ich habe eine unkonventionelle Erklärung dafür, warum Menschen, die als Kinder missbraucht wurden, die Misshandlung oft in ihren gegenwärtigen Beziehungen wiederholen: Diese Dynamik hängt mit der Macht der Glaubenssätze zusammen, die die Verbannten in sich tragen. Der Forschungsbereich der Bindungstheorie kann uns zu einem tieferen Verständnis dieses Phänomens führen.

Vor Jahrzehnten postulierte der Begründer der Bindungstheorie, der britische Psychoanalytiker John Bowlby, dass die frühen Beziehungserfahrungen einen tiefgreifenden Einfluss auf die späteren Beziehungen von Menschen ausüben. Bowlby erforschte Tiere. In den Fünfzigern vertrat er die These, dass Menschenkinder, wie andere auf dem Boden lebende Primaten auch, von einem angeborenen Trieb nach Bindung an ihre Bezugspersonen gesteuert werden. Er vertrat die Idee, dass die Art der Bindung eines Kindes an einen Elternteil eine große Auswirkung auf seine Entwicklung hat. Er nahm an, dass ein Kind ein »inneres Arbeitsmodell« der Welt ausbildet. Es basiert auf den frühen Interaktionen mit einer Bezugsperson und hat tiefgreifende Auswirkungen darauf, wie es dem Leben gegenüber eingestellt ist.

Die Psychologin Mary Ainsworth testete Bowlbys Theorie im Labor. Sie trennte Kinder zwanzig Minuten lang von ihren Müttern und führte beide dann wieder zusammen. Sie stellte fest, dass aufgrund der Art der Beziehung der Mutter zu ihrem Kind eine gute Vorhersage darüber getroffen werden kann, wie ein Baby auf die Trennung reagiert. Die Art der Reaktion – der Bindungsstil eines Kindes – lässt außerdem eine gute Vorhersage darüber zu, wie erfolgreich sein Leben verlaufen wird. Sie unterschied zwischen vier Hauptkategorien von Bindungsstilen. Dieser Rahmen hielt Hunderten von Replikationen dieser Studie stand. Mütter, die beständig und zärtlich auf die Bedürfnisse ihrer Babys reagierten, erzeugten sicher gebundene Kinder. Solche Kinder zeigten, dass sie ihre Mutter während der Trennungszeit vermissten und weinten manchmal. Wenn die Mütter allerdings zurückkamen, beruhigten sie sich sofort und kehrten zu ihrem Spiel zurück.

Kinder von Müttern, die beständig kalt, ablehnend und vernachlässigend oder rigide waren, wurden vermeidend. Vermeidende Kinder zeigten wenige Gefühle. Sie schienen der Trennung oder der Wiederkehr ihrer Mütter gleichgültig gegenüberzustehen. Eine andere Gruppe von Müttern war unbeständig – manchmal verhielten sie sich angemessen fürsorglich, manchmal waren sie vollkommen unsensibel gegenüber der Gemütsverfassung ihres Kindes. Sie gingen unberechenbar mit ihm um. Ihre Kinder zeigten einen sogenannten ambivalenten Bindungsstil: Sie klammerten sich an ihre Mutter, wenn sie zusammen waren, weinten untröstlich, wenn sie von ihr getrennt wurden und auch nachdem sie wieder zurückgekehrt war. Missbrauchsopfer oder Opfer höchst vernachlässigender und unvorhersehbarer Eltern gehörten oft zur letzten Gruppe mit desorganisiertem Bindungsstil. Diese Kinder benahmen sich während der Übung sehr merkwürdig: Sie bewegten sich zum Beispiel im Kreis, schaukelten hin und her und fielen in eine tranceartige Starre.

Wenn meine Klienten sich auf die subjektiv empfundene Wahrnehmung (»felt sense«) ihrer Verbannten konzentrieren, sehen sie oft ein Bild dieser Teile. Nachdem ich jahrelang mit Klienten auf diese Weise gearbeitet hatte, bemerkte ich, dass die Bilder der Klienten von ihren Verbannten sich den Bindungsstilen zuordnen ließen. Manche Klienten sahen das Bild eines weinenden, bedürftigen Kindes, das sich verzweifelt an sie klammerte, so, wie sich ambivalent gebundene Kinder an ihre Mütter klammern. Andere fanden ein inneres Kind, das total abgelenkt schien, ihre Gegenwart nicht wahrnahm, sie ignorierte, ablehnte oder wütend schmollte, so wie die vermeidenden Kinder im Experiment. Andere Verbannte schienen erstarrt zu sein, halb tot, jeglicher Lebenskraft beraubt oder panisch, wenn der Klient sie zum ersten Mal sah, ähnlich wie Ainsworths desorganisiert gebundene Kinder.

Was Bowlby das »innere Arbeitsmodell« des Kindes nannte, ist das Glaubenssystem über Liebe, das Ihre Verbannten in sich tragen. Es gibt umfangreiche Forschungen auf dem Gebiet der Bindungsstile, die die Auswirkungen dieses Arbeitsmodells auf spätere Beziehungen belegen.

Bindungs-Wieder-Verletzungen

Als Bindungsverletzung bezeichnet man jene Handlungen, die diese Glaubenssätze und Emotionen in den Verbannten ursprünglich erzeugt haben. Wenn Ihr Partner etwas Ähnliches tut wie Ihre ursprüngliche Bezugsperson, dann erleiden Sie etwas, das ich Bindungs-Wieder-Verletzung nenne. Dabei handelt es sich um Ereignisse, bei denen Sie Ihren Partner oder Ihre Partnerin als jemanden erleben, der Sie betrogen, verlassen oder gedemütigt hat. Er oder sie bekräftigt somit die ursprüngliche Botschaft an Ihre Verbannten, nicht liebenswert zu sein. Wie zerstörerisch sich diese Botschaft auswirkt, hängt davon ab, wie viel Wertlosigkeit Ihre Verbannten bereits in sich tragen.

Daniel und Sarah kamen zum Beispiel zu mir, weil sie beide der Meinung waren, Daniels explosive Wutausbrüche würden ihre Beziehung zerstören. Er war zwar immer schon aufbrausend gewesen, die Dinge hatten sich allerdings seit dem Tod seines Vaters zwei Jahre zuvor verschlechtert. Inzwischen war vollkommen unvorhersehbar, wann Daniel außer sich geraten würde. Er schlug sie zwar nie, wurde aber sehr laut und bedrohlich und verfolgte sie durch das ganze Haus.

Nach ein paar anamnestischen Sitzungen fragte ich Daniel, ob er etwas daran ändern möchte, dass sein ärgerlicher Teil so oft die Oberhand gewinne. Er stimmte zu. Ich bat ihn, sich auf diesen ärgerlichen Teil zu konzentrieren und herauszufinden, wo im Körper er lokalisiert war. Er fand ihn in seinen Armen und Fäusten. Ich bat ihn, sich auf diese Körperstellen zu konzentrieren, und fragte ihn, was er für diesen Teil empfinde. Er sagte, dass er Angst vor ihm habe, da er ihn so plötzlich überwältige und ihn zu verletzenden Äußerungen und Handlungen treibe. Als er sich weiter auf den Teil konzentrierte, begegnete ihm das Bild eines Teufels. Dieser war voll ausgestattet mit Hörnern und einem Schwanz. Um Daniel zu helfen, Zugang zu seinem Selbst zu bekommen, bat ich ihn, den Teil in sich zu finden, der Angst vor diesem Teufel hatte, und zu sehen, ob er bereit sei, sich von ihm zu separieren, also kurz beiseitezutreten. Dann könnte er diesen Teufel kennenlernen. Er sagte, der Teil sei nur bereit, zurückzutreten, wenn der Teufel zuerst gezügelt würde. Daher brachte Daniel den Teufel in seiner Vorstellungskraft in einen abgeschlossenen Raum. Als er ihn durch ein Fenster betrachtete, sagte Daniel, der Teufel sei sehr wütend darüber, in einem Raum eingesperrt zu sein. Er lärme und tobe dort drin. Ich fragte Daniel, was er jetzt für ihn empfinde, und Daniel sagte, er möchte gerne wissen, warum er so aufgebracht sei. Der Inhalt und der Tonfall von Daniels Antwort zeigten, dass sein Selbst ausreichend anwesend war, sodass es sicher war, fortzufahren. Also bat ich Daniel, den Raum zu betreten. Er sollte den Teufel fragen, was er ihn über sich wissen lassen möchte. Zuerst war der Teufel respektlos und bezeichnete ihn als »Weichei« und »Waschlappen«. Er sagte, dass er sich von Leuten herumschubsen lasse und dass er Sarah nicht ebenbürtig sei. Zusätzlich meinte er, dass Sarah sich nichts aus ihm mache, und verwies diesbezüglich auf die Tatsache, dass sie in der Woche nach dem Tod seines Vaters auf eine Geschäftsreise gegangen war.

Als Daniel im Angesicht seiner Schimpftirade ruhig blieb, begann der Teufel sich zu entspannen und erzählte ihm, dass er Daniel sein ganzes Leben lang vor Attacken hatte beschützen wollen und dass er ihn davon abhielt, zu sehr zu vertrauen. Er sprach über seine »Nie-wieder«-Philosophie, laut der niemand eine zweite Gelegenheit bekommen sollte, ihn zu verletzen. Ich bat Daniel, ihn nach den Teilen zu fragen, die er beschützte. Der Teufel zeigte Daniel ein Bild von sich als kleinem Jungen im Haus seiner Eltern. Er wurde von seinem Vater beschimpft. Daniel beobachtete diese Szene einige Minuten lang und weinte dabei still vor sich hin. Ich bat Daniel, den Jungen zu fragen, ob das alles sei, was er Daniel wissen lassen möchte, und ob er das Gefühl habe, dass Daniel voll und ganz verstehe, wie schlimm diese Erfahrung für ihn sei. Der Junge ließ Daniel wissen, dass das eine von vielen Episoden war, die ihm das Gefühl vermittelten, wertlos zu sein. Ich ließ Daniel die Szene betreten. Er holte den Jungen aus der Situation heraus und brachte ihn an einen sicheren, angenehmen Ort in der Gegenwart, an dem er dieses Gefühl der Wertlosigkeit abladen konnte. Sobald er an dem sicheren Ort angelangt war, war der Junge in der Lage, dieses Gefühl der Wertlosigkeit zu entfernen. Er nahm es wie schwarzen Teer auf seiner Haut wahr. Daniel sagte, sobald der Teer entfernt gewesen sei, habe die Stimmung des Jungen sich aufgehellt und er habe zum Spielen an den Strand gewollt.

Nachdem Daniel dem Jungen geholfen hatte, ließ ich ihn zum Teufel zurückkehren, um zu sehen, wie er auf diese Veränderung reagierte. Daniel sagte, dass sein Bild sich verändert habe und dass er zu einem Teenager geworden sei, in Leder gekleidet und mit toughem Aussehen, aber sehr viel entspannter. Dieser aus dem Teufel entstandene Teenager war der Meinung, dass der Teufel nicht mehr die ganze Zeit einspringen müsse, um den Jungen vor Sarah zu beschützen, wenn Daniel selbst auf ihn achtgeben konnte. Nachdem sie Daniel bei dieser Arbeit beobachtet hatte, sagte Sarah, sie habe mehr Empathie für ihn und verstehe nun seine Wut besser. Sie sagte auch, dass ihr die Auswirkungen ihrer

Geschäftsreise nicht bewusst gewesen seien, und entschuldigte sich dafür. Nach einigen solchen Sitzungen verringerte sich Daniels Explosivität und der Fokus der Therapie verlagerte sich auf andere Themen.

Für Daniels Verbannte bedeutete Sarahs Geschäftsreise zu einem Zeitpunkt, als er hochbedürftig war, dass sie ihn nicht wertschätzte. Aus ihrer Sicht sollte Sarah eigentlich das Gefühl der Verbannten beseitigen, nicht liebenswert zu sein, und bestärkte es stattdessen, indem sie ihn verließ. Diese Kränkung hatte die Scham und die Todesangst getriggert, die Daniels Verbannte bereits in sich trugen. Das machte seine kindlichen und bedürftigen Teile noch bedürftiger nach Sarahs Liebe. Laut Daniels Teufel hatte sie sich nicht besser verhalten als sein Vater. Daher erlaubte er ihr nie wieder Zugang zu dem verletzten kleinen Jungen in Daniel.

Wenn Paare in meine Praxis kommen, ringen sie oft mit scheinbar belanglosen Themen. Wenn sich die Therapie entfaltet, wird deutlich, dass einer von beiden in der Beziehung eine Bindungs-Wieder-Verletzung erlitten hat, manchmal Jahrzehnte zuvor. Manche fühlten sich in einer Zeit größter Verletzlichkeit im Stich gelassen, so wie Daniel. Andere fühlten sich aufgrund einer Affäre verraten oder waren verängstigt, da sie während eines vorangegangenen Streits körperlich bedroht wurden oder grausamen Bemerkungen ausgesetzt waren. Ob Sie etwas, das Ihr Partner tut, als Bindungs-Wieder-Verletzung erfahren oder nicht, hat wenig mit dem zu tun, was Ihr Partner tatsächlich getan hat. Es hängt vielmehr damit zusammen, inwiefern es die bereits vorher bestehenden Lasten Ihrer Verbannten triggert. Viele Menschen wären enttäuscht von Sarah gewesen, hätten sich aber nicht tödlich verletzt gefühlt.

Für viele Paare geht jegliches Bewusstsein über die Wiederverletzungswurzel ihres Streits im Dschungel der unangenehmen und zusammenhanglosen Interaktionen rund um das Thema verloren. Viele Therapeuten und Therapeutinnen versuchen, Wege durch diesen Dschungel zu schlagen: Sie lehren Paare, besser miteinander zu kommunizieren, sie helfen ihnen, die Konflikte, mit denen sie kommen, zu lösen, oder geben Hausaufgaben auf, die mehr Nähe schaffen sollen. Trotzdem stellen sie fest, dass die freien Wege schnell wieder überwuchert werden, da die Bindungs-Wieder-Verletzung, die den Dschungel befruchtet, nie ausgegraben wurde.

Paare und auch der Therapeut erschrecken oft, sobald sie in die Nähe einer offenen Bindungs-Wunde kommen. Man gerät auch wahrlich in eine Hölle. Paare vermeiden tunlichst, über Bindungs-Wieder-Verletzungen zu sprechen, um die explosiven Emotionen nicht wieder heraufzubeschwören, die solche vergangenen Ereignisse umgeben. Der verletzte Partner ist so bestürzt über den Vorfall, dass seine beschützenden Teile hervorbrechen. Deren Verhalten sieht für einen außenstehenden Beobachter oft wie eine extreme Überreaktion aus. Der schuldhafte Partner reagiert darauf, indem er verängstigt und abwehrend wird. Er spielt die Auswirkungen seiner Handlungen herunter und konzentriert sich stattdessen auf die Unfähigkeit des anderen, darüber hinwegzukommen. Das wiederum erzürnt diesen und so weiter. Da Daniel hauptsächlich die Verletzlichkeit seines Verbannten fühlte, war ihm nicht wirklich bewusst, wie wütend er war und wie sehr er sich eine Entschuldigung wünschte. Seine ständige Schikane erzürnte wiederum Sarah, die ihm daraufhin mitteilte, dass sie nicht sein Vater sei. Er solle darüber hinwegkommen und so weiter … Mit anderen Worten setzt eine Bindungs-Wieder-Verletzung oft einen Prozess in Gang, in dem der verletzte Partner wiederholt weiter verletzt wird und der Täter das Gefühl hat, dass ihm nie verziehen wird.

Paare, die sich in einem solchen eskalierenden Schlagabtausch verfangen haben, finden sich üblicherweise in einem der folgenden beiden Muster wieder: Eines ist, das Thema wegzusperren und zu versuchen, nicht mehr darüber zu sprechen. Diese Lösung ermöglicht ihnen zusammenzubleiben, wenn auch mit erhöhter Wachsamkeit. Paare, die dieses Muster wählen, haben ein verbanntes Thema, das sie genauso beeinflusst, wie es der Verbannte von einem der beiden tut. Das Thema wird in der Beziehung zu einem gefürchteten Bereich und sie vermeiden alles, das es auslösen könnte. Sie wissen allerdings, dass es da ist und Aufmerksamkeit fordert – wie ein Kind, das im Keller eingesperrt ist. Die Dinge verschlimmern sich allerdings immer, wenn sie versuchen, sich damit auseinanderzusetzen.

Wenn das Thema nicht weggesperrt werden kann, kommt es zum zweiten Muster. Wie bei einem fehlenden Zahn, den die Zunge immer wieder abtasten muss, bringt der verletzte Partner das Thema immer und immer wieder auf. Das schmerzhafte Resultat ist jedes Mal dasselbe. Diese Paare bleiben gewöhnlich nicht zusammen. Es ist zu stressig, wenn sich eine solche Krise chronifiziert. Offensichtlich ist keines der beiden Muster ideal. Da die meisten Menschen allerdings keine Ahnung davon haben, wie sie sich ihrer Verbannten annehmen und für diese sprechen können, haben sie keine Alternative.

Ist ein Paar in der Lage dazu, die Bindungs-Wieder-Verletzung ans Licht zu bringen, die unter ihren täglichen geladenen Streitereien liegt, haben sie eine Chance, das Problem zu lösen. Ein Therapeut oder eine Therapeutin, der oder die sich von intensiven Gefühlen nicht einschüchtern lässt, kann dem verletzten Partner helfen, seine Geschichte zu erzählen, davon zu berichten, wie schmerzlich die Handlungen des anderen waren, und diesem helfen, voller Mitgefühl zuzuhören und sich ehrlich zu entschuldigen. Paare können in solchen Sitzungen Erleichterung erfahren und ihre Vertrautheit erneuern. Das kann ihnen eine Zeit lang gute Dienste leisten.

Ich bin allerdings der Meinung, dass diese Heilung nicht vollständig ist. Die Verbannten der verletzten Person fühlen sich zwar im Zusammensein mit dem Partner oder der Partnerin wohler, tragen allerdings noch immer Gefühle und Glaubenssätze aus früheren Erfahrungen in sich. Sie können eines Tages wieder ausgelöst werden. Das Paar wurde zwar wieder zusammengebracht, nachdem es von einer Landmine auseinandergesprengt wurde, auf die es getreten ist, die Beziehung bleibt allerdings ein Minenfeld.

Übung

Haben Sie im Laufe Ihrer Beziehung eine oder mehrere Bindungs-Wieder-Verletzungen erlitten? Wie sind Sie und Ihr Partner/Ihre Partnerin mit diesem Ereignis umgegangen? Werden Sie noch immer thematisiert oder haben Sie sie verdrängt? Welche Ihrer gegenwärtigen Konflikte könnten damit zusammenhängen?

Wäre es für Sie sehr beängstigend, den Gefühlen, die von diesem Ereignis ausgelöst wurden, nach innen zu folgen und die Teile zu finden, die in diesen und in viel früheren Situationen stecken geblieben sind?

Ausgangspunkte und Tor-Mentoren

Dieses Buch unterstützt Sie und Ihren Partner nicht nur dabei, Ihre Verbundenheit wiederherzustellen, sondern auch dabei, das Minenfeld zu räumen. Die Grundlage dafür sind die Verletzungen, die in der Auseinandersetzung mit dem Partner oder der Partnerin entstanden sind. Um das Minenfeld zu räumen, müssen Sie dazu bereit sein, Ihre Verletzung genau wahrzunehmen. Diese Gefühle können Sie als Ausgangspunkt für Ihre Selbsterforschung nutzen. Damit meine ich, dass Sie sich auf Ihren verletzten Teil konzentrieren und ihn fragen, wo in der Vergangenheit er stecken geblieben ist. Indem Sie das tun, verfolgen Sie die Spur der Emotion bis zu ihrer Quelle: zur ursprünglichen Bindungsverletzung. Indem Sie diese bezeugen, können Sie sie heilen. Sie können auch lernen, für den Verbannten zu sorgen, der sie trägt. Dieser Prozess wird in späteren Kapiteln detaillierter behandelt.

Zunächst reicht es, zu wissen, dass Sie Ihre Partnerschaft ganz anders gestalten können. Wenn einer von Ihnen verletzt wird, schauen Sie beide nach innen. Dort finden Sie die beteiligten Teile und bezeugen, was diese Sie über Ihren gegenwärtigen oder vergangenen Schmerz wissen lassen möchten. Dann teilen Sie Ihrem Partner Ihre Entdeckungen mit. Wenn Sie auf die Landminen stoßen, die jeder von Ihnen in die Beziehung mitgebracht hat, wird es auch möglich, diese zu entschärfen. So besteht keine Explosionsgefahr mehr. Nach und nach können Sie Ihre Minenfelder räumen. Dadurch, dass Ihr Partner auf Ihre Landminen tritt, kann man sagen, dass er Ihr Tor-Mentor ist; das heißt: Er lehrt sie etwas, indem er Sie quält (»mentors you by tormenting you«, Anmerkung der Redaktion: Da das Wortspiel zwischen Mentor und Tor-Mentor so nicht übersetzbar, aber für den Kontext relevant ist, wird im Folgenden der Begriff Tor-Mentor benutzt). Nur durch ihn können Sie Ihre Verbannten finden, um sie zu heilen. Sie können ungezwungen miteinander über Ihre inneren Erfahrungen mit Ihren Verbannten sprechen, wenn Sie dem Pfad gefolgt sind, den sie offenbaren. Wenn Sie so vorgehen, steigt die Wahrscheinlichkeit, dass Ihr Partner Ihnen liebende Akzeptanz und unglaubliche Unterstützung entgegenbringt. Als Wachstumspartner, die sich auf eine Reise gegenseitiger Heilung begeben, können Sie Ihre ganze Verletzlichkeit zulassen und eine lohnende Form der Nähe erleben. Nun ist es möglich, dass Sie sich gegenseitig dabei unterstützen, Ihre Kellerkinder zu finden und sie zu retten. Sobald sie freigelassen sind, bilden diese dankbaren, aufgeweckten inneren Kinder ein mächtiges Band zwischen Ihnen. Es kann die typischen Irritationen und Unterschiede überbrücken, die in allen verbindlichen Partnerschaften bestehen.

Zusammenfassung

Ich werde die Punkte, die ich auf den vorangegangenen Seiten erläutert habe, noch einmal zusammenfassen, sodass wir jeden einzelnen detaillierter untersuchen können. Wiederholen wir zuerst, warum dauerhafte Nähe und Vertrautheit so schwierig und so schwer zu erreichen sind.

Wir haben zumeist in unserer Familie und in unserer Kultur gelernt, unsere empfindsamsten und Nähe suchenden Teile in den Keller unserer Psyche zu verbannen. Diese Teile hungern nach Liebe, da sie verbannt wurden. Zusätzlich tragen diese Verbannten extreme Glaubenssätze in sich, die von unseren ursprünglichen Bindungsverletzungen herrühren. Diese Glaubenssätze beinhalten Aussagen darüber, welcher Typ Mensch Sie retten kann, was Liebe ist und was Sie in Beziehungen verdienen.

Da wir nicht wissen, wie wir mit unseren Verbannten umgehen sollen, hoffen wir, in unserer Partnerschaft die Liebe zu bekommen, nach der diese Verbannten hungern. Die Teile in unserem Keller können uns allerdings dazu bringen, die falsche Person auszusuchen, uns von dieser Person abhängig zu machen oder zu lange bei dieser Person auszuharren. Sie können uns davon abhalten, uns vom richtigen Partner angezogen zu fühlen oder bei ihm oder ihr zu bleiben.

Da unsere Verbannten uns so verzweifelt und leicht verletzbar erscheinen, weil sie uns erschrecken, wenn sie verzweifelt sind, haben wir andere Teile, die sie beschützen. Dazu verfolgen sie eines der drei Projekte:

1. unseren Partner verändern,
2. uns verändern, um unserem Partner zu gefallen, oder
3. unseren Partner abschreiben und uns ablenken oder betäuben.

Wenn unsere Verbannten sich auf unseren Partner konzentrieren, wird er in der Folge von unserem Klammern, unserer Eifersucht und unserer Bedürftigkeit überlastet sein. Wenn dann unsere Beschützer einspringen, wird er sich ausgeschlossen und beschuldigt fühlen.

Wenn unser Partner oder unsere Partnerin wie einer unserer Teile handelt, gehen wir genauso mit ihm um, wie wir es mit unserem Teil tun. Wenn wir uns als lächerlich und schwach verurteilen, sobald wir uns traurig oder bedürftig fühlen, werden wir unseren Partner offen oder insgeheim als schwach verurteilen, sobald seine Verletzlichkeit unsere eigene triggert. Wenn wir gelernt haben, unsere durchsetzungsfähigen Teile als selbstsüchtig zu betrachten, werden wir uns mit der Durchsetzungsfähigkeit unseres Partners schwertun.

Lösung

Untersuchen wir nun die Lösung dieses scheinbar unüberwindbaren Dilemmas.

Wir alle haben eine Quelle der Liebe in uns, die als Selbst bezeichnet wird. Von diesem Ort aus können wir unsere Verbannten aus unseren inneren Kellern holen und ihre Wunden ausreichend heilen. Sie können dann daran glauben, dass wir uns um sie kümmern. Wenn das passiert, entspannen sich unsere Beschützer und hören auf, unserem Partner oder unserer Partnerin so hart zuzusetzen. Wir können die Hauptverantwortung dafür übernehmen, für unsere Teile zu sorgen.

Nun sind unsere ehemaligen Verbannten aus ihrem Gefängnis befreit und haben Vertrauen zu uns gefasst. Daher sind sie nicht mehr so verzweifelt, übersensibel oder schutzbedürftig. Sie erlauben uns, den richtigen Menschen zu wählen und dieser Person unser Herz zu öffnen. Die Bedürftigkeit, Ängstlichkeit und das Schutzverhalten, die früher für uns zur Nähe in einer Beziehung gehört haben, sind jetzt nicht mehr vorhanden.

Wenn unsere ehemals Verbannten darauf vertrauen, dass unser Selbst die Hauptverantwortung für sie übernimmt, kann unser Partner nachrangig für sie sorgen. Dadurch können unsere Teile sich von einer Person in der Außenwelt auf eine noch nie da gewesene Weise akzeptiert und geliebt fühlen. In diesem Kontext erleben unsere Teile die Nähe in einer Beziehung als sicher und lohnend. Sie erfahren, dass sie es verdienen, bedingungslos geliebt zu werden.

Wenn wir unsere Teile lieben und sie unserer Führung vertrauen, müssen sie unsere Wahrnehmung unseres Partners nicht verzerren oder die Führung übernehmen und ihn attackieren. Sie sind frei, seinen Bedürfnissen Aufmerksamkeit zu schenken, da sie selbst nicht ausgehungert sind. Sie können ihn mit Zuneigung überschütten, da sie viel zu geben haben. In einem gut genährten, durch das Selbst geführten inneren System befinden sich die Themen in einem natürlichen Fluss, mit denen die meisten Paare zu kämpfen haben: Gefühle ausdrücken, respektvoll kommunizieren, Feingefühl für die Bedürfnisse des anderen haben.

An zweiter Stelle kümmert sich unser Partner oder unsere Partnerin um unsere Teile. Zusätzlich übernimmt er oder sie die unschätzbar wertvolle Rolle eines Tor-Mentors – das heißt, er lehrt uns etwas (mentor), indem er uns quält (torment). Es ist sehr schwierig, all unsere Kellerkinder zu finden, wenn wir nicht in einer Liebesbeziehung leben. Wir werden ihrer oft nur gewahr, wenn sie von einem Partner getriggert werden, der uns sehr nah ist. Unser Partner oder unsere Partnerin wird unweigerlich wie unsere frühe Bezugsperson handeln, die uns verletzt hat. Wir werden wiederum eine extreme Reaktion verspüren: eine Bindungs-Wieder-Verletzung. Wenn wir die Spur unserer Emotion bis hin zu ihrer Quelle zurückverfolgen, finden wir einen weiteren Verbannten, der unsere Liebe braucht.

3

Mutige Liebe und dem Untergang geweihte Beziehungen

Neo-Verbannte: Teile, die von der Beziehung verbannt wurden

Bis jetzt ging es darum, wie stark die Teile, die Sie verbannt haben, als Sie jünger waren, und deren Beschützer Ihre Beziehung beeinflussen. Wenden wir uns nun einer anderen Reihe von Teilen zu. Sie können Beziehungen entweder fördern oder zerstören. Der Schriftsteller Michael Ventura sagte Folgendes über seine Teile, als er heiratete: »Einige von ihnen sind glücklich und enthusiastisch verheiratet, in Treue ergeben, wie der Volksmund sagt. Einige sind ängstlich und nervös verheiratet, fühlen sich dem nicht gewachsen und haben Bedenken im Hinblick auf ihr Durchhaltevermögen. Einige sind der Heirat gegenüber feindlich eingestellt. Die ängstlichen und feindlichen sind vielleicht in der Minderheit, aber es gibt sie. Sie sprechen manchmal aus unserem Mund.«[23] Die feindlichen Teile hatten oft einen guten Zugang zu Ihnen, bevor Sie sich auf die andere Person einließen. Sie wurden allerdings aufgrund Ihrer Entscheidung für eine Partnerschaft mit dieser Person verbannt. Ich nenne diese Teile »Neo-Verbannte«, um sie von den Verbannten zu unterscheiden, mit denen Sie in die Beziehung kamen.

Carlos und Marta, frisch verheiratet, stritten ständig darüber, wie viel Geld sie für Kleidung ausgab. Als ich Carlos in Bezug auf dieses Thema nach innen horchen ließ, fand er einen Teil, der darüber erzürnt war, dass er seit der Hochzeit nicht mehr mit seinen Freunden ausgegangen war. Er sprach mit Marta über diesen Teil. Sie erklärte, dass es ihr zwar missfalle, wenn er in seiner Runde eine Menge Alkohol konsumiere, dass es ihr aber nichts ausmache, wenn er gelegentlich ausgehen wolle. Carlos war überrascht. Er hatte angenommen, dass Marta seine Freunde hasste. Sie war immer so schlecht gelaunt, wenn er nach Hause kam. Da sich Carlos' freundschaftsliebender Teil von Marta nun gehört fühlte und sah, dass sie ihm Raum geben würde, belästigte Carlos sie nicht mehr mit Geld-Themen.

In diesem Beispiel war das Paar in der Lage, Carlos' Teil zu integrieren, da seine Verbannung auf einem Missverständnis beruhte. Marta war im Hinblick auf die damit zusammenhängenden Themen nicht sehr vorwurfsvoll. Das ist nicht immer der Fall.

Warum wollen wir so sehr, dass sich unser Partner verändert – dass er gewisse Teile nie zeigt? Das hat viele Gründe. Beginnen wir mit der Entscheidung für einen Partner. Es wurde bereits dargelegt, dass Ihre Keller-Verbannten einen Erlöser suchen. Er soll der Bezugsperson ähneln, die die weggesperrten Kinder ursprünglich verletzt hat. Oder ihm wurde die Erlöser-Rolle zugeschrieben, da er stark genug schien, um sie zu beschützen. Diese Verbannten sind bestürzt, wenn Ihr Partner diesem Profil nicht entspricht. Sie werden versuchen, ihn dazu zu bringen, jene Teile von sich einzusperren, die den Erwartungen Ihrer Teile nicht entsprechen.

Es entspricht allerdings nicht der Wahrheit, dass jede Partnerwahl von diesen bedürftigen Teilen getroffen wird. Wenn Ihre Verbannten regelmäßig durch Nähe verletzt wurden, dann werden Ihre Beschützer der Suche Ihrer Verbannten nach einem Erlöser in die Quere kommen. Sie werden nach einem Partner Ausschau halten, der Ihre Verbannten nicht triggern wird. Wenn Sie eine solche beschützerbasierte Entscheidung treffen, tauschen Sie Leidenschaft gegen Sicherheit ein. Sie entscheiden sich für einen Partner, der vielleicht langweilig ist. Stattdessen weist er vielleicht andere Qualitäten auf, wie Pflichtbewusstsein, Beständigkeit, Loyalität, Freundlichkeit usw. Mit anderen Worten: Sie haben einen Partner, der Ihre Verletzlichkeit nicht auslöst oder gar nicht in ihre Nähe kommt. Bei einem solchen Arrangement werden Ihre Beschützer Sie bestrafen, sobald Ihr Partner von diesem sicheren Profil abweicht. Demzufolge muss er all jene Teile einsperren, die Vertrautheit oder Kommunikation mit Tiefgang wollen, um mit Ihnen zusammenbleiben zu können. Es war nämlich seine oberflächliche Fassade, die Sie ursprünglich an ihm angezogen hat.

In einem anderen beschützerbasierten Szenario fühlten Sie sich zu Ihrem Partner hingezogen, da Sie sich schwach oder inkompetent und ihn emotional stark und kultiviert erlebten. Folglich verlieren Sie den Respekt vor ihm, wann immer er selbst verletzlich oder unsicher ist, und lassen ihn das auf subtile Art wissen. Er lernt schnell, dass seine jüngeren Teile in Ihrer Beziehung nicht willkommen sind. Aufgrund des Sozialisationsprozesses in unserer Kultur entspricht dieses Muster oft, aber nicht immer, den Geschlechterrollen.

Einige Paare gehen in einem Flitterwochen-Zustand durch den Prozess der Partnerwahl. Sie lieben einfach alles aneinander. Dieser Zustand hält allerdings nur so lange an, bis die Verbannten eines oder beider Partner vom anderen verletzt oder enttäuscht werden. Wie bereits dargelegt, beginnen ihre Beschützer genau an diesem Punkt mit einem oder mehreren der drei Projekte: den Partner verändern, sich selbst verändern oder aufgeben und sich distanzieren. Bei jedem dieser drei Projekte werden zuvor einflussreiche Teile verbannt – entweder Ihre oder die Ihres Partners.

Vielleicht meint Ihr Partner plötzlich, dass Sie sich zu leger kleiden, hasst es, wie viel Sie arbeiten, oder ist eifersüchtig auf Ihre Freunde. Vielleicht hat er Probleme, wenn Sie verletzlich oder bedürftig sind, oder er kann Ihren Ärger nicht aushalten. Vielleicht schneiden Sie sich aus Angst, Ihren Partner oder Ihre Partnerin zu verlieren, von Ihrer Sexualität, Ihrem Durchsetzungsvermögen oder Ihrer Leidenschaft für eine riskante Karriere ab.

So geht Ihre Entscheidung, ein Paar zu werden, damit einher, einige Teile zu verbannen oder zumindest zu vernachlässigen. Das können alle möglichen Teile sein, zum Beispiel diejenigen, die Partys, Flirts oder Arbeit lieben, jene, die gerne ihr Aussehen vernachlässigen, jene, die genährt werden möchten, oder jene, die über ein Ungleichgewicht in Ihrer Beziehung sprechen wollen. Anders als die Teile, die Sie verbannt haben, als Sie noch jung waren, hatten diese Neo-Verbannten einst viel Macht. Sie sind es nicht gewohnt, ausgeschlossen zu werden. Sie machen sich in Ihrer inneren Familie weiterhin laut bemerkbar, obwohl sie ihren Einfluss verloren haben. Wenn Sie ihnen weiterhin keinen Raum in Ihrem Leben gewähren, da das in Ihrer Partnerschaft nicht erwünscht ist, können sie Ihre Beziehung sabotieren.

Die Macht der Verlustangst schafft Neo-Verbannte

Es gibt viele Gründe, warum ein Partner Teile des anderen verbannen möchte, zum Beispiel Ethnie, Geschmack, Gesellschaftsschicht, Erziehung oder Traumata. Verlustangst ist allerdings die größte Antriebsfeder, den Partner verändern zu wollen. Wir wurden dahingehend erzogen, uns nicht um unsere eigenen Verbannten zu kümmern. Wir glauben, dass unser Partner den Schlüssel zu unserem Glück (wenn nicht zu unserem Überleben) in seinen Händen hält. Daher werden wir versuchen, bedrohlich werdende Teile unseres Partners zu eliminieren oder zumindest zu zähmen. Ironischerweise sind oft genau die Teile von dem Verbannungs-Projekt betroffen, die ursprünglich eine große Anziehungskraft auf uns hatten. Der Soziologe Francesco Alberoni beschreibt diese Zwickmühle im nachfolgenden Beispiel sehr treffend:

> »*Wenn wir uns verlieben, erscheint uns der andere immer reich, mit einem Leben im Überfluss. Der geliebte Mensch ist immer vital, in seiner vollen Kraft – frei, unvorhersehbar, vielschichtig. Er ist wie ein wunderbares wildes Tier, außergewöhnlich schön und außergewöhnlich lebendig, ein Tier, in dessen Natur es nicht liegt, unterwürfig zu sein, sondern rebellisch, nicht schwach, sondern stark. Der, den wir lieben, hat eine so große Anziehungskraft auf uns und gefällt uns genau deswegen so gut, weil er diese Kraft besitzt. Sie ist frei und befreiend, aber auch unvorhersehbar und beängstigend. Weil er ängstlich ist, bürdet der Partner der neuen Liebe sehr viele Einschränkungen auf, sehr viele kleine Opfer. Sie alle zielen grundsätzlich darauf ab, sie zahmer, sicherer und harmloser zu machen.*

Die andere Person akzeptiert diese Einschränkungen nach und nach. Sie hat Freunde, entscheidet sich aber, nicht mehr mit ihnen auszugehen; sie ist früher gerne verreist, bleibt jetzt aber zu Hause; sie hat zuvor ihre Arbeit geliebt, vernachlässigt diese jetzt allerdings, um sich dem Partner hinzugeben. Sie merzt unmerklich alles aus, was den anderen verärgern könnte. Sie nimmt viele kleine Entsagungen in Kauf, von denen keine wirklich der Rede wert ist. Sie macht das voller Freude, denn sie möchte, dass ihr Partner glücklich ist. Sie versucht, so zu werden, wie er sie haben möchte. Sie wird nach und nach häuslich, verfügbar, immer bereit, immer dankbar. So wird aus dem wunderbaren wilden Biest ein Haustier; die tropische Blume wird ihrem Umfeld entrissen und ermattet in einer kleinen Vase auf der Fensterbank. Der Partner, der all das zu seiner Beruhigung eingefordert hat, vermisst schließlich an ihr, was er zuvor gesucht und gefunden hatte. Die Person, die vor ihm steht, ist nicht mehr die, in die er sich verliebt hat. Damals war sie nämlich anders, höchst lebendig. Er bat sie, sich seinen Ängsten gemäß zu formen, und steht jetzt dem Ergebnis seiner ängstlichen Bemühungen gegenüber – ihrer Nichtigkeit. Und er liebt sie nicht mehr.«[24]

Schauen wir uns diese Geschichte aus der Perspektive von IFS an. Gehen wir davon aus, dass ich Verbannte habe, die sich schwach und wertlos fühlen und an einem Ort der Leblosigkeit stecken geblieben sind. Ich verliebe mich in dich – mit deiner Vitalität, Zuversicht und Unabhängigkeit. Du gibst meinen Verbannten Hoffnung, ihrem entsetzlichen Zustand zu entkommen. Da diese Teile von mir sich so schwach und wertlos fühlen, können sie gar nicht glauben, dass jemand wie du mit mir zusammen sein möchte.

Deshalb habe ich ständig Angst, dass du einen Besseren finden und mich verlassen wirst. Folglich werden die Eigenschaften in dir, die ich so liebe, plötzlich bedrohlich. Meine Beschützer machen sich ans Werk und beginnen damit, dein Vertrauen zu untergraben, deine Unabhängigkeit in ihre Schranken zu weisen und deine Vitalität zu schwächen. Innerhalb kurzer Zeit wird aus unserer Beziehung ein offenes oder verdecktes Schlachtfeld.

Die Schlacht spielt sich im Verborgenen ab, wie in Alberonis Szenario: Du unterwirfst dich meinem Zähmungsprojekt und mir gelingt es, all deine lebendigen Teile in die Neo-Verbannung zu schicken. Diese Teile verschwinden allerdings nicht. Sie werden zu Untergrundkämpfern, die unsere Verbindung aushöhlen. Du bemerkst zum Beispiel, dass dein Bedürfnis nach Sex aus unverständlichen Gründen abnimmt. Du entwickelst eine Essstörung oder beginnst zu trinken, du wirst arbeitssüchtig, hängst dich an die Kinder oder du kämpfst mit der schambesetzten Sehnsucht nach einer Affäre.

Gleichzeitig entlieben sich meine Verbannten. Diese domestizierte Version von dir hält nicht länger das Versprechen, sie aus ihrem Sumpf der trostlosen Wertlosigkeit herauszuziehen. Stattdessen ist es mir gelungen, dich da hineinzuziehen. So werde ich dir gegenüber kritisch: in Bezug auf dein mangelndes sexuelles Begehren, das Trinken, deine mangelnde Spontaneität oder Initiative. Gleichzeitig bleibe ich eifersüchtig und kontrolliere dich; ich bin sehr darauf bedacht, deine »Wunderbares-wildes-Tier«-Teile davon abzuhalten, wieder an die Macht zu kommen.

Wenn deine Teile andererseits meinem Projekt Widerstand leisten, dann befinden wir uns auf einer sehr steinigen Straße. Es wird viele hitzige Debatten geben. Sie alle verfolgen das Thema: »Warum versuchst du, mich zu verändern?« Du beginnst, über die Stränge zu schlagen, indem du geheime Beziehungen pflegst, mir nicht mehr offen erzählst, wo du warst, sondern lügst. Du rebellierst mit voller Vehemenz gegen meine Versuche, meiner Autorität Geltung zu verschaffen. Ich verschärfe im Gegenzug meine Bemühungen, deinen entgleisten Zug zu kontrollieren. Ich überwache ständig deine Aktivitäten, frage misstrauisch, wohin du gehst oder wo du warst. Ich werde zu einem Beziehungs-Detektiv, kontrolliere deine E-Mails, durchkämme deine Kreditkarten-Quittungen und stelle misstrauische Fragen, wenn du nach der Arbeit spät nach Hause kommst. Ich untermauere meine gärende Missachtung deines Verhaltens mit Drohungen und Ultimaten. Und ich hasse dich dafür, dass du mich in diese Rolle zwingst.

Es gibt viele unterschiedliche Versionen dieses Neo-Verbannungs-Tanzes. Sie werden alle von der Verlustangst eines oder beider Partner angetrieben. Ihr liegt wiederum ein Gefühl der Wertlosigkeit zugrunde. Die Autorin Laura Kipnis drückt es folgendermaßen aus: »Wir fallen vor dem Eingangsportal der Liebe auf die Knie, haben Angst davor, einzutreten. Wir verhalten uns wie jemand, der hinter der Absperrung eines exklusiven Clubs wartet, weil er hofft, sozial aufzusteigen, indem er Zugang zu den komfortablen Räumen des Clubs bekommt. Wir bestätigen durch diesen Zugang unseren grundlegenden Wert und machen uns für uns selbst interessanter.«[25] Die Vorstellung, verlassen zu werden, ist unter anderem deswegen so beängstigend, weil alleinstehend zu sein, in unserer Kultur das Stigma trägt, ein Verlierer und der Liebe nicht würdig zu sein. Anne Morrow Lindbergh beschreibt das gut:

»Wie man es hasst, sich selbst als allein zu begreifen, und wie sehr man sich bemüht, das zu vermeiden. Dem Alleinsein scheint der Geschmack von Ablehnung, Unbeliebtheit oder Mauerblümchen-Panik anzuhaften. Man fürchtet sich, übrig zu bleiben und alleine auf einem Sessel mit gerader Lehne zu sitzen, während die beliebten Mädchen bereits erwählt wurden und mit ihrem heimlich nach ihnen lechzenden Partner auf dem Tanzboden herumwirbeln.«[26] Um sich dieser Schmach nicht auszusetzen, lassen sich viele Menschen auf Tanzpartner ein, mit denen sie nicht gut zurechtkommen. Sie tanzen jahrelang mit ihnen, obwohl sie dabei unglücklich sind.

Wenn wir nur nicht so ängstlich wären

Um nicht ins oben beschriebene Muster zu fallen, versuchen viele Partner, ihre Ängstlichkeit zu verbannen. Sie werden von Beschützern dominiert, die nicht zulassen, dass ihnen der andere ans Herz wächst oder dass sie viel in die Beziehung investieren. »Was macht es schon, wenn sie geht? Das macht mir gar nichts aus!« Mit dieser Haltung werden Sie nicht in der Detektiv-Kontrolleur-Rolle enden und Sie werden wahrscheinlich in der Beziehung der Mächtigere sein. Das ist auf die Regel des geringsten Einsatzes zurückzuführen. Sie lautet, dass derjenige, der am wenigsten investiert, um die Beziehung aufrechtzuerhalten, ihre Bedingungen kontrollieren kann. Indem Sie so handeln, als hätten Sie weniger Interesse an der Beziehung als Ihr Partner, können Sie ständig seine Angst schüren und ihn bei der Stange halten. Die Kehrseite dieser Medaille ist, in der Gefühllosigkeit gefangen zu sein – abgeschnitten vom eigenen Herzen und von der Liebe des Partners. Das führt zu chronischer Unzufriedenheit, was natürlich die Angst Ihres Partners weiter erhöht. Zugleich erzeugen diese impliziten Drohungen Hassgefühle in Ihrem Partner.

Wenn in jedem Partner höchst verletzliche Verbannte (hungernde Kellerkinder) aktiv sind, können schon die normalen Rhythmen einer Beziehung dazu führen, dass die drei Verbannungs-Projekte in Angriff genommen werden. In einer gesunden Beziehung sind sich die Partner nicht ununterbrochen emotional nahe, obwohl Medien uns das suggerieren und Sie es sich vielleicht erhoffen. Wir haben alle viele Teile: Einige von ihnen lieben Nähe, während andere Unabhängigkeit brauchen. Aus der Forschung mit Kleinkindern geht hervor, dass der Rhythmus zwischen Nähe und Distanz sogar in der Interaktion zwischen Eltern und ihren Neugeborenen besteht. Babys interagieren eine Zeit lang verspielt mit einem Elternteil und drehen sich dann plötzlich weg. Sie lösen sich, als würden sie eine Pause von der Intensität der Interaktion brauchen. So sind unsere Liebesbeziehungen von Anfang an von diesem wechselnden Rhythmus zwischen Nähe und Distanz geprägt. Einige Eltern fühlen sich abgelehnt, wenn ihr Baby sich von ihnen abwendet. Wenn Eltern ihr Baby diese Ablehnung oft spüren lassen, wird das Baby zumachen. Das Gleiche passiert bei Paaren.

Wenn Ihr Partner oder Ihre Partnerin nach einer Zeit der Verbundenheit etwas alleine machen möchte und Sie das als Ablehnung interpretieren, wird er oder sie sich missverstanden fühlen. Er oder sie wird Ihr Verbannungs-Projekt gegenüber seinen Teilen, die ein wenig Distanz brauchen, hassen. Andererseits könnten Sie nach einer Periode der Distanz die Zuneigung, die Ihr Partner Ihnen anbietet, als klammernd und zu abhängig betrachten. Dann kann Ihre Reaktion einen Teufelskreis zwischen Ihnen in Gang setzen, da seine Teile, die Verbindung wollen, sich unwillkommen fühlen.

Übung

Welche Ihrer Teile haben Sie aufgrund Ihrer Beziehung verbannt?

Haben Ihre Verlustangst oder andere Ihrer Lasten Sie dazu veranlasst, Teile Ihres Partners oder Ihrer Partnerin zu verbannen?

Wie beeinflussen diese Neo-Verbannten Ihre Beziehung?

Mutige Liebe

Wie schön wäre es, gäbe es eine andere Möglichkeit, mit dieser Verlustangst umzugehen, als sie zu verbannen oder unsere Beziehung dominieren zu lassen. Was wäre, wenn wir niemanden bräuchten, um unseren ureigenen Wert zu spüren? Wie wäre es, wenn wir darauf vertrauen könnten, dass wir unser Gleichgewicht aufrechterhalten könnten – ganz gleich, was unser Partner oder unsere Partnerin tut, selbst, wenn er uns verließe? Was wäre, wenn wir unserer eigenen Selbstführung derart vertrauten, dass wir mit einer solchen Situation einigermaßen zurechtkämen? Dass wir uns vielleicht nicht großartig fühlten, aber klarkämen, ohne unsere Gefühle abzuspalten? Unsere Selbstführung ist die einzige gesunde Lösung für dieses menschliche Dilemma. Wenn Sie Ihrer Selbstführung ausreichend vertrauen, können Sie sich von diesen Verbannungs-Tänzen befreien. Sie können Ihren Partner oder Ihre Partnerin akzeptieren und ihn oder sie dazu ermutigen, alle Teile von sich zu erforschen, da diese Sie nicht bedrohen. Ihr Partner wird diese Akzeptanz und Freiheit spüren. Es wird wunderbar und ungewohnt für ihn sein. Nun muss er sich nicht mehr vor Ihnen schützen und kann sein Herz offenhalten. Er kann sich entspannen, weil er weiß, dass er hingehen kann, wohin sein Herz ihn führt, selbst wenn es von Ihnen wegführt. Sie werden trotz räumlicher Entfernung auf einer Selbstebene miteinander verbunden bleiben. Ralph Waldo Emerson sagte: »Die Bedingung, die eine große Freundschaft erfordert, ist die Fähigkeit, ohne sie auszukommen.« Das Gleiche gilt für große Liebe: Sie sind bereit, auch ohne die körperliche Anwesenheit Ihres Partners auszukommen, wenn es erforderlich ist, um die Reise seines Lebens zu unterstützen, selbst wenn sie von Ihnen wegführt.

Eine schwierige Aufgabe für die meisten von uns

Während meiner akademischen Laufbahn musste ich selbst einen solchen selbstlosen Geist unter Beweis stellen. Ich erinnere mich, wie schwer mir das fiel. Ich betreute einige junge, intelligente Psychologinnen und Psychologen während ihres Praktikums. Sie hätten mir helfen können, das IFS-Modell zu entwickeln und meine Karriere voranzutreiben – wenn sie nach ihrem Turnus weiter am Institut geblieben wären, in dem ich arbeitete. Ihre eigenen Interessen oder familiäre Überlegungen standen dem allerdings entgegen. Ich hätte sie wahrscheinlich überzeugen können, dazubleiben, hätte ich alles darangesetzt. Mir war aber sehr wichtig, meine Teile aus ihrem Entscheidungsprozess herauszuhalten, damit sie ihren eigenen Weg finden konnten. Es gelang mir nicht immer, aber ich bin stolz darauf, dass es mir zumindest einige Male geglückt ist.

Ich erinnere mich an die großen inneren Kämpfe, die diese Episoden in mir erzeugten, obwohl eigentlich nicht viel auf dem Spiel stand. Ich wusste, dass ich auch ohne die Hilfe dieser Studierenden grundsätzlich gut vorankommen würde. Um wie viel schwieriger ist es dann, sich auf das Beste für die andere Person zu konzentrieren, wenn es sich um den Menschen handelt, den Sie lieben? Wenn Ihre Verbannten sich an ihn geheftet haben, damit er für ihr Wohlbefinden und ihr Überleben sorgt? Zu oft unterliegen wir der Versuchung, unserem Partner oder unserer Partnerin die Flügel zu stutzen, damit er oder sie nicht von uns wegfliegt. Wenn die oben erörterten Verbannungs-Projekte nicht funktionieren, müssen wir vielleicht noch einen Schritt weitergehen.

Stalking, Einschüchterung und Gewalt spiegeln oft die Verzweiflung wider, deren Grundlage Verlustangst ist. Oder wir entwickeln eine schwere Erkrankung, die wir dazu verwenden, unseren Partner oder unsere Partnerin an uns zu fesseln.

Vielleicht haben Sie keine Angst davor, von Ihrem Partner verlassen zu werden. Vielleicht fürchten Sie eher, von anderen Menschen nicht respektiert zu werden, weil Ihr Partner so ist, wie er ist. Seine Erscheinung, seine Manieren, sein Sinn für Humor, sein Arbeitsgebiet oder generell mangelnde Perfektion könnten ein schlechtes Licht auf Sie werfen. Sie befürchten, bei Menschen der falschen Schicht zu enden oder schlimmer noch: ohne Freunde. Gleichzeitig spüren Sie, dass Ihre Eltern Ihnen weniger Respekt entgegenbringen, weil Sie sich für diesen Partner oder diese Partnerin entschieden haben. In diesem Fall bezieht sich Ihre Verlustangst eher auf Freunde oder Eltern als auf Ihren Partner. Dennoch verursacht sie ebenfalls Verbannungs-Projekte gegenüber den fehlerhaften Teilen Ihres Partners.

Damit meine ich nicht, dass Sie auf die Absicht Ihres Partners, Sie zu verlassen, mit folgenden Worten reagieren sollten: »Ist gut, Schatz, tu einfach, was du tun musst.« Oder dass Sie seine peinlichen sexistischen Witze bei der letzten Party mit »So ist er eben« abtun sollten. Es ist wichtig, dass Sie für Ihre betroffenen Teile sprechen. Bitten Sie Ihren Partner um die Veränderungen, die Sie wollen. Es ist allerdings genauso wichtig, das Bedürfnis Ihrer Teile nach solchen Veränderungen zu untersuchen. Gehen Sie sicher, dass Sie nicht von Verlustangst motiviert sind. Wenn Sie Ihre Bitte in Selbstführung äußern, werden Sie den Teil Ihres Partners respektieren, der zum Beispiel gehen will oder den Witz erzählt hat. Sie bitten ihn nicht darum, den Teil loszuwerden, sondern nur zu erforschen, ob es andere Wege gibt, für ihn zu sorgen.

Seien Sie in der Lage, Ihre Verlustangst zu beruhigen, indem Sie die Teile akzeptieren, die Sie in sich tragen. Erst dann können Sie Ihren Partner wirklich lieben, denn dann können Sie sein Wachstum über das eigene Sicherheitsbedürfnis stellen. Ich nenne das »mutige Liebe«. Sie ist selten anzutreffen. In unserer Kultur, und das schließt auch viele Psychotherapien und spirituelle Wege mit ein, werden wir eher dazu ermutigt, diese verängstigten Teile zu verbannen, als sie zu umarmen. Mutige Liebe scheint dem Konzept der Differenzierung zu ähneln, das in manchen Psychotherapien propagiert wird. Bei mutiger Liebe geht es allerdings nicht darum, ein höheres Bewusstsein für Ihr Anderssein oder Ihr Getrenntsein von Ihrem Partner zu erlangen. Diese grobe, individualistische Art von Differenzierung ist eher darauf zurückzuführen, dass Sie Ihre Angst verbannen. Sie werden von Beschützern dominiert, so, wie man es vielen Männern in unserer Kultur beigebracht hat.

Es stimmt allerdings, dass Sie weniger auf die Gefühle Ihres Partners reagieren, wenn Sie weniger ängstlich sind. Eine Folge davon ist, dass Sie sich in diesem Sinne getrennter fühlen. Wenn Sie Ihren Partner allerdings mutig lieben, fühlen Sie sich auf einer anderen Ebene mit ihm verbunden und ihm ähnlicher, als wenn Sie ängstlich sind. Sie verstehen, was William James meinte, als er zur Jahrhundertwende sagte: »Jeder Teil von uns ist in jedem Moment integraler Bestandteil eines weiteren Selbst.« Sie erkennen an, dass Sie sich auf der Selbstebene nicht unterscheiden, denn Sie sind alle Tropfen desselben göttlichen Ozeans, Funken der gleichen ewigen Flamme, integraler Bestandteil des weiten Selbst. Wenn wir erkennen, wie verbunden wir in Wirklichkeit sind, können wir unserem Partner eher die Freiheit gewähren, die er für sein Wachstum braucht. Diese Art von Liebe finden wir oft in Eltern-Kind-Beziehungen. Eltern bringen ihren Kindern oft eine solche Liebe entgegen: Sie möchten, dass das Kind seinem Herzen folgt, ohne unangemessene Rücksicht auf ihre Bedürfnisse zu nehmen. Viele Eltern begleiten ihr Kind liebevoll, selbst wenn es andere liebt, Glaubenssätze und Gepflogenheiten annimmt, die den ihren widersprechen, oder wenn es örtlich entfernt lebt.

Warum fällt es Ihnen viel leichter, Ihr Kind so zu lieben als Ihren Partner? Weil Sie dahingehend sozialisiert wurden, zu erwarten, dass sich Ihr Partner um Ihre Teile kümmert, nicht Ihr Kind. Erst wenn Ihre Teile auf Ihr Selbst bauen können, sind Sie in der Lage, mutig zu lieben. Mutige Liebe bedeutet auch, den Mut aufzubringen, jemanden zu lieben, obwohl Sie damit das Risiko eingehen, einen tiefen Schmerz zu erleiden. Wenn wir tiefe Bindungsverletzungen in uns tragen, erlauben unsere Beschützer uns nicht, einen anderen Menschen so gernzuhaben, dass es wehtun würde, ihn zu verlieren. Diese Beschützer haben eine Vielzahl von Strategien. Sie alle zielen darauf ab, unsere bedürftigen, verletzlichen Verbannten davon abzuhalten, sich unserem Partner voller Zuneigung zuzuwenden – unseren Partner ganz in unser Herz zu lassen. Viele Beschützer vertreten die Position, dass der Schmerz des unvermeidbaren Endes umso größer sein wird, je anhänglicher unsere Verbannten werden.

Damit wir unser ungeschütztes Herz auch im Angesicht dieses potenziellen Verlusts offenhalten können, braucht es eine große Portion Mut. Sie werden Ihren Teilen erlauben, sich tief mit einem anderen zu verbinden, wenn diese bereits mit Ihnen verbunden sind. Erst dann werden Sie mutig genug sein. Ihre Beschützer werden das Tor öffnen, wenn Ihre Verbannten mit Ihnen rechnen können. Sie müssen wissen, dass Sie sie dabei unterstützen, mit dem Verlustschmerz umzugehen, und dass Sie generell für sie sorgen, sollte Ihr Partner Sie verlassen. Wenn das nicht der Fall ist, werden sie Ihnen das nicht erlauben. Ihre Aussichten auf wirkliche Nähe sind dann begrenzt.

Wenn Sie Ihren Partner nie wirklich in Ihr Herz lassen, können Sie leichter den Anschein erwecken, Ihren Partner mutig zu lieben. Es wird wirken, als würden Sie sein Wachstum über Ihr Sicherheitsbedürfnis stellen. Wenn Sie es sich nicht erlauben, viel für jemanden zu empfinden, haben Sie nicht so viel zu verlieren. Die Herausforderung ist, beides zu tun: jemanden tief und leidenschaftlich zu lieben, während Sie gleichzeitig alle seine Teile akzeptieren und sein Wachstum fördern, selbst wenn es von Ihnen wegführt. Dazu sind nur wenige Menschen in der Lage.

Mir ist wichtig, klarzustellen, dass diese Diskussion über mutige Liebe keine Kampfschrift gegen Bindung ist. Sie wirft stattdessen Fragen auf. Woran geben Sie sich hin und warum? Mutige Liebe erfordert Hingabe. Es geht um die gegenseitige Erforschung und Heilung. Es geht um das Wachstum der beiden inneren Familien und um die Förderung der Verbindung von Selbst zu Selbst. Sie und Ihr Partner können darin übereinstimmen, dass dieser Prozess am besten im Kontext einer exklusiven Beziehung stattfindet. Viele Menschen brauchen die Versicherung, nicht verlassen zu werden, bevor sie ihrem Partner ihr Herz komplett öffnen können. Vielleicht haben Sie Verbannte, die so große Angst davor haben, verletzt zu werden, dass Sie Ihr Verlangen nach einer Person verlieren. Dann richten Sie Ihr Herz auf etwas anderes, sobald Sie dieser Person zu nahekommen. Sich einer Person in Selbstführung hinzugeben, erlaubt es, sich keine Fluchtwege offenzuhalten. Stattdessen folgen Sie den Spuren, deren Ausgangspunkte sich im Miteinander zeigen. (Anmerkung der Redaktion: Im Original schreibt Schwartz von »Trailheads«, wenn er sich entweder auf diese Art der Spuren oder Ausgangspunkte bezieht. In der Übersetzung werden beide Begriffe benutzt.) Ihre Verbannten können Lasten tragen, weil Sie in früheren Beziehungen betrogen wurden. Dann werden Sie diese Teile eher in einer Beziehung mit einem Partner oder einer Partnerin heilen können, der oder die bereit ist, sich ganz auf Sie zu konzentrieren. Denn das schafft ein sicheres Umfeld für Sie. Vielleicht wünschen Sie und Ihr Partner sich aus anderen guten Gründen Exklusivität, eventuell aufgrund der Ressourcengerechtigkeit in der Kindererziehung oder der Gefahr sexuell übertragbarer Krankheiten.

Gemeinsames Wachstum kann in Beziehungen stattfinden, die auf Exklusivität ausgerichtet sind – oder auch nicht. Das gelingt, solange die Vereinbarungen eher vom Selbst ausgehen als von der Angst von Teilen. Angst, ganz gleich, ob sie sich als Besitzstreben oder als Bindungsangst zeigt, ist keine gute Basis für eine Beziehung.

Ich glaube, es gäbe weit weniger Bindungsangst, wenn Beziehungen selbstgeführter wären. Wenn sie auf mutiger Liebe beruhen würden, anstatt Ihnen abzuverlangen, Ihre überschäumende Lebendigkeit zu verbannen. Der Jung'sche Analytiker Adolf Guggenbuhl Craig schreibt: »Wie oft kann man beobachten, wie interessant, originell und lebhaft die verheiratete Person ist, wenn sie allein ist. Doch sobald der Ehepartner anwesend ist, verschwindet jedes Zeichen von Lebendigkeit.«[27] Das ist ein unverschämt hoher Preis für die falsche Sicherheit einer Bindung, die auf Teilen beruht. Wen wundert es, dass so viele Menschen diese Abmachung nur zögerlich eingehen und sie bei der ersten Gelegenheit wieder brechen? Die Ironie dabei ist, dass eine Beziehung von Selbst zu Selbst, die auf mutiger Liebe beruht, große Erfüllung bringt. Sie wollen gar nicht mehr aus ihr aussteigen, sobald Sie deren Geschmack gekostet haben: Alle Teile fühlen sich akzeptiert und geliebt. Sie haben die Freiheit, alles zu erkunden und auszudrücken, sodass Ihre Lebendigkeit nicht schwinden muss. Sie haben den Mut, den Spuren Ihrer getriggerten Ausgangspunkte zu folgen und deren Lektionen zu lernen. Sie wissen, dass die liebende Unterstützung durch das Selbst des anderen immer da ist. Dann ist es egal, wie sehr uns das Leben verletzt und wie die Teile von Ihnen beiden mitmischen. Sie fühlen das heilige Gefühl des »nach Hause Kommens« in der Verbindung zum Göttlichen im jeweils anderen. Das ist es doch, was viele sich von Herzen wünschen. Warum sollten wir das aufgeben wollen?

Mutige Liebe kann sowohl in Ihre inneren als auch in Ihre äußeren Beziehungen fließen. Mutige Liebe beinhaltet Folgendes:

Sie lieben Ihre Teile genug, dass Sie für sie sprechen, auch wenn die Gefahr besteht, dass Ihr Partner ärgerlich reagiert. Viele Menschen haben Angst, Ihren Partner zu verärgern oder zu verlieren. Sie sind bereit, ganze Teile-Gruppen zu opfern, damit das nicht passiert. Ich frage Klienten und Klientinnen oft, ob es sie kaltlassen würde, wenn ihre realen Kinder so leiden würden. Ich ermutige sie dazu, die Bedürfnisse ihrer Teile genauso anzuhören und zu respektieren wie die ihrer Kinder. Noch einmal: Das ist nur möglich, wenn die Teile, die sich an Ihren Partner hängen, daran glauben, dass Sie sich um sie kümmern, sollten sie wütend werden oder gehen wollen.

Sie haben den Mut, dem Feedback Ihres Partners oder Ihrer Partnerin zuzuhören, auch wenn es Teile in Ihnen gibt, die dieses Feedback nicht hören wollen. Ihr Partner unterstützt Sie bei Ihrer persönlichen Entwicklung, indem er Triggerpunkte aufdeckt, deren Spur Sie verfolgen können. Er hält Ihnen einen Spiegel vor und zeigt Ihnen die Auswirkungen Ihrer Teile auf ihn auf. Wir wissen zumeist sehr wenig darüber, wie sich unsere Beschützer auf andere auswirken. Denn wenn sie aktiv sind, fühlen wir hauptsächlich unsere Verbannten, die sie beschützen. Den Wert und die Wahrheit in der Kritik Ihres Partners zu sehen, kann aus genau diesen Gründen herausfordernd sein. Das gilt besonders, weil auch er oft aus einem Beschützer heraus spricht, wenn er Sie kritisiert.

Dann macht seine extreme Ausdrucksweise es Ihnen leicht, alles, was er sagt, abzuschreiben und den Funken Wahrheit in seiner wütenden Botschaft zu überhören. Wenn Sie in der Lage sind, mutig liebend zuzuhören, können Sie diesen Funken hören. Anschließend vermögen Sie es, die Teile, ihre ausgelösten Haltungen und Verhaltensweisen zu finden und zu heilen. So gewinnen Sie den Mut, sich mit offenem Herzen zu entschuldigen und Ihr Verhalten dauerhaft zu korrigieren.

Wenn die Situation knifflig wird und Sie mit Ihrem Partner in einem schmerzlichen Teile-Kampf verstrickt sind, haben Sie den Mut, nicht die üblichen Fluchtwege wie Wut, Drogen, Arbeit, chronische Distanz, Tagträume über Affären oder tatsächliche Affären usw. einzuschlagen. Sie leiten stattdessen einen Wiedergutmachungsprozess ein, der später ausführlich erklärt wird. Der erste Schritt weg vom Schutzverhalten hin zu Verletzbarkeit ist ein enorm mutiger Akt für viele Menschen. Viele Paare kommen lange nicht aus eingefahrenen Verhaltensmustern heraus, weil sie sich gegen diesen Schritt sträuben.

Sie haben den Mut, Ihre ganze Abwehr fallen zu lassen und sich ganz für Ihren Partner zu öffnen. Sie können sich vielleicht an die Momente in Ihrem Leben erinnern, als Sie ganz Sie selbst waren – ungeschützt und präsent –, während Sie mit einem anderen Menschen zusammen waren. Sie können sich bestimmt daran erinnern, denn solche Momente sind rar, besonders schön und kostbar. In solchen Begegnungen besteht die Möglichkeit, sich außergewöhnlich gesehen, erkannt und berührt zu fühlen, da Ihre Beschützer nicht die Energie Ihres Partners überprüfen. Gleichzeitig kann Ihre Liebe zu Ihrem Partner ungefiltert fließen. Wenn Sie mutig lieben, werden Sie solche Begegnungen häufiger erleben, da Sie weniger dafür riskieren müssen. Sie haben die Sicherheit, mit Ihrem Schmerz umgehen zu können, sollte er in einer solch offenherzigen Begegnung ausgelöst werden.

Übung

Stellen Sie sich vor, Ihr Partner oder Ihre Partnerin kommt zu Ihnen und sagt vollkommen überzeugt und ernsthaft, dass er oder sie nicht mehr mit Ihnen zusammen sein möchte. Achten Sie darauf, welche Teile in Ihnen sich melden. Achten Sie sowohl auf die Beschützer als auch auf die Verbannten, die von ihnen beschützt werden. Bemerken Sie, welche Körpergefühle mit diesen Teilen einhergehen. Grenzen Sie sich von anderen Teilen ab, bis Sie neugierig auf diese Teile werden. Finden Sie heraus, wovor sie Angst haben und wie sehr sie Ihrer Fürsorge vertrauen.
Bemerken Sie Teile, die erleichtert und glücklich über die Vorstellung sind, dass Ihr Partner Sie verlässt? Dann versuchen Sie, auch diesen neugierig zu begegnen. Fragen Sie, was das Gute an diesem Szenario wäre. Es könnte sich um Neo-Verbannte handeln, die Sie aus Angst, Ihren Partner oder Ihre Partnerin zu verlieren, geopfert haben. Finden Sie heraus, ob es Möglichkeiten gäbe, ihnen in Ihrer Partnerschaft Raum zu geben.

Dem Untergang geweihte Beziehungen

Die meisten Paare, die in meine Praxis kommen, zeigen keine Anzeichen von mutiger Liebe oder einer Beziehung von Selbst zu Selbst. Stattdessen werden sie von beschützenden Teilen dominiert. Ihre Beschützer halten die beiden in anstrengenden, vorhersagbaren und unreifen Mustern gefangen, die das Paar selbst hasst. Diese Interaktionsmuster spiegeln die Qualitäten wider, die John Gottman »die Vier Apokalyptischen Reiter« genannt hat. Es handelt sich um Kritik, Verachtung, Abwehr und Mauern – Verhaltensweisen, die eine Beziehung dem Untergang weihen.[28]

Aus IFS-Perspektive betrachtet, sind die ersten beiden die offensiven Waffen: die Kanonenkugeln, die Paare aufeinander abfeuern. Kritik ist eine Beschwerde, der man eine Botschaft über den Charakter des Partners hinzufügt wie beispielsweise: »Du hast heute den Müll nicht runtergetragen. Warum bist du so faul?« Verachtung beinhaltet Sarkasmus, Beschimpfung, Spott, Augenverdrehen und Moralisieren. Alles zusammen vermittelt dem Partner den Eindruck, dass Sie ihn generell satthaben. Verwandte und aggressivere Kanonenkugeln sind Einschüchterungsversuche durch Gewaltandrohung oder die Drohung, den Partner zu verlassen. Kritik und Verachtung sind die schambasierten Waffen, die unsere Beschützer verwenden, wenn sie zum ersten der drei zuvor besprochenen Projekte greifen: Ihren Partner in die Person zurückverwandeln, die er sein sollte.

Diese Waffen sind deswegen so destruktiv, weil sie Ihrem Partner die Botschaft vermitteln, dass er wertlos sei und dass Sie besser wären als er. Wenn er Verbannte hat, die Angst haben, wertlos und nicht liebenswert zu sein – wie es bei den meisten Menschen der Fall ist –, bestätigt Ihre kritische Botschaft seine schlimmsten Befürchtungen: dass er in der Tat wertlos und nicht liebenswert ist.

Diese Schlussfolgerung versetzt seine kindlichen Verbannten in einen Schockzustand. Sie befürchten, für immer allein zu sein, da niemand sie jemals lieben wird, und dass sie das ihr Leben kosten könnte. Sein Körper wird von physiologischen Panikreaktionen aus Zeiten seiner Kindheit überschwemmt, als er verlassen oder abgelehnt wurde (Bindungsverletzungen) – Zeiten, die gefühlsmäßig kaum zu ertragen waren. Wenn seine Verbannten dermaßen getriggert werden, übernehmen seine Kampf-, Flucht- oder Erstarrungs-Beschützer automatisch die Oberhand. Sie laden ihn physiologisch weiter auf und lassen ihn auf extreme Weise in eine

Angriffs- oder Verteidigungshaltung gehen. Gottman beschreibt, dass dermaßen emotional überflutete Partner nicht mehr hören, was ihr Partner sagt. Alles prallt an ihnen ab. Sie befinden sich in einem höchst reaktiven und impulsiven Modus. In diesem Zustand wäre es nicht sinnvoll, Themen zu besprechen, denn die betreffende Person kann nur mit einem der Vier Reiter reagieren.

Die beiden anderen Reiter, Abwehr und Mauern, zielen darauf ab, Ihre Burg vor den Kanonenkugeln Ihres Partners zu schützen. Abwehr ist wie ein Wurfgeschoss-Verteidigungssystem: Es versucht, die Kanonenkugeln Ihres Partners abzufangen, bevor sie Sie erreichen. Mauern hingegen ist wie eine Taubheitskuppel: Sie bauen Sie auf, um die Kanonenkugeln davon abzuhalten, in Sie einzudringen, wenn sie zuvor nicht abgefangen werden konnten. Abwehr und Mauern werden oft von Beschützern verwendet, die sich auf das dritte Projekt eingelassen und es aufgegeben haben, von Ihrem Partner zu bekommen, was sie brauchen.

Aufmerksame Leser und Leserinnen werden bemerkt haben, dass Gottmans Vier Reiter nur das erste und dritte Projekt abdecken, zu dem Beschützer greifen können. Was ist mit dem zweiten Projekt, sich selbst so zu verändern, dass Ihr Partner Sie wieder liebt? Ich glaube, dass Gottman die diesem Projekt zugehörigen Verhaltensweisen Beschwichtigen, Unterwürfigkeit und Selbstkritik deswegen nicht miteinschließt, weil sie nicht unbedingt den drohenden Untergang der Beziehung ankündigen. Viele Beziehungen gehen unendlich lange weiter, obwohl ein Partner diese untergeordnete Position einnimmt. Der untergeordnete Partner zahlt dafür einen hohen Preis. Er wird von inneren Kritikern dominiert und muss sehr viele Teile verbannen.

Es gibt auch andere Beziehungsmuster, die einer Trennung vorangehen könnten, obwohl das Paar sich nicht in einem offenen Konflikt befindet: Es können zum Beispiel Teile in Ihnen und Ihrem Partner aktiv sein, die ganz genau darauf achten, wie Ihr Partner im Alltag mit Ihnen umgeht. Sie halten nach Zeichen Ausschau, was Ihr Partner Ihnen gegenüber fühlt. Sie beginnen vielleicht ein Gespräch. Ihr Partner ignoriert Sie oder scheint abgelenkt zu sein. Es schaltet sich eine innere Warnlampe ein. Sie wird sich erst wieder ausschalten und Ihren Teilen ermöglichen, sich zu entspannen, wenn er zu einem anderen Zeitpunkt wieder interessiert zu sein scheint oder etwas Nettes tut. Geht Ihr Partner über einen längeren Zeitraum beständig nicht auf Ihre Beziehungsangebote ein, schaltet das innere Warnlicht von Gelb auf Rot. Um die Unsicherheit Ihrer Verbannten zu verringern, fragen Sie Ihren Partner, was er für Sie empfindet. Sie werden mit Abwehr oder schlimmer noch mit Verachtung für Ihre Unsicherheit konfrontiert. Nun geraten Ihre Verbannten in Panik, bald verlassen zu werden. Solche Vorfälle können Ihre Beschützer dazu bringen, einzugreifen und permanent vorherrschend zu sein. Sobald das der Fall ist, wird Ihre Beziehung alle Anzeichen aufweisen, von denen Gottman sagt, sie würden Paare in Krisensituationen kennzeichnen:

1. Das Paar greift im Konfliktfall auf die Vier Reiter zurück;
2. Annäherungsversuche der Partner im Alltag werden ignoriert oder abgewiesen;
3. Wiedergutmachungsversuche werden zurückgewiesen;
4. die Beziehung wird chronisch negativ bewertet; und
5. die schmerzlichen, dummen Dinge, die Ihr Partner oder Ihre Partnerin in der Vergangenheit getan hat, werden überbewertet.

Wenn Beschützer Ihr Herz dermaßen in Beschlag nehmen, entsteht ein Zustand, den Gottman als »Überwiegen negativer Interaktionen« bezeichnet. Dabei gönnen Sie Ihrem Partner keine Pause. Ihre Beschützer verurteilen alle seine Handlungen, selbst die offensichtlich großzügigen oder liebevollen. »Er hat das nur gemacht, weil er weiß, dass du wütend wirst, wenn er es nicht tut. Er versucht nur, dir zu gefallen, damit du Sex mit ihm hast«, und so weiter. Verhaltensweisen, die vor der Machtübernahme der Beschützer leicht irritierend gewesen wären, werden danach zu großen Übergriffen, die Sie Ihre Geschütze auffahren lassen.

Zusätzlich verzerren Ihre Beschützer Ihre Wahrnehmung dermaßen, dass Ihr einst attraktiver Gefährte jetzt richtig hässlich aussieht. Sie können auch Ihre Gefühle betäuben, Sie für seine Berührungen taub machen und Sie jeden Reiz an Sexualität verlieren lassen. Ganz allgemein lassen Beschützer Ihr Herz für Ihren Partner versteinern. Selbst wenn Sie nicht zu einem der Vier Reiter greifen, sind Sie offensichtlich kalt und distanziert. Eine saure, missbilligende Energie kommt Ihnen aus allen Poren.

Aus IFS-Perspektive beschreiben Gottmans Beobachtungen detailliert die Situation, die eintritt, wenn die Beschützer eines oder beider Partner zu dem Schluss kommen, dass es ihnen jetzt reicht. Sie beschließen, Ihnen nicht mehr zu erlauben, Ihr Herz so weit zu öffnen, dass Sie verletzt werden können. Menschen kommen aus unterschiedlichsten Gründen zu diesem Schluss. Manche bringen bereits äußerst verletzte Verbannte und hochalarmierte Beschützer in die Beziehung mit. Dann braucht es nicht mehr viel, damit ihre Zugbrücken permanent hochgehen. Oft ist ein konkretes Ereignis der Anlass für Ihre Beschützer »Nie wieder« zu sagen. Das ist der Fall, wenn das Ereignis eine Bindungs-Wieder-Verletzung verursacht und die Kindheitsgefühle auslöst, die Ihre Verbannten in sich tragen.

Bei Menschen, deren Verbannte nicht so empfindlich sind, braucht es eine ganze Reihe schmerzlicher Interaktionen – zum

Beispiel kontinuierliche Verachtung vonseiten des Partners oder der Partnerin –, um das Fass zum Überlaufen zu bringen. Manchmal löst ein Ereignis, das gar nichts mit der Beziehung zu tun hat, zum Beispiel der Tod eines Elternteils, Ihre Verbannten aus. Das verursacht zerstörerische Interaktionssequenzen in Ihrer Partnerschaft, da Ihr Partner nicht weiß, wie er mit Ihrem Schmerz umgehen soll.

Vielleicht wurden Sie nicht von Ihren Teilen gekapert, weil Sie von Ihrem Partner verletzt wurden. Eventuell haben Ihre Neo-Verbannten, also die Teile, die von Ihrer Beziehung verbannt wurden, einen internen Coup gestartet. Anders ausgedrückt: Die Teile, die die Beziehung von Anfang an nicht wollten und weggesperrt wurden, als Sie sich schließlich endgültig zu Ihrem Partner bekannten, brechen aus ihren inneren Gefängnissen aus. Sie übernehmen Ihr zentrales Kommando. Vielleicht haben diese Teile jahrelang darum gekämpft, einen Platz in Ihrem Leben zu bekommen oder von Ihrem Partner akzeptiert zu werden. Dann gaben sie schließlich auf und entschieden sich stattdessen, eine negative Kampagne gegen Sie zu führen.

Aus welchen Gründen auch immer: Sobald Ihre Beschützer oder die Ihres Partners sich permanent zwischen Ihnen einnisten, wird aus Ihrer Partnerschaft ein kontinuierlicher Albtraum. Dann tun Ihre Beschützer all das, was Gottman beschreibt. Ihre Verbannten fühlen sich infolgedessen ständig abgelehnt oder verlassen und sind permanent auf der Hut. Physiologisch gesehen hängen Sie in einer chronischen Übererregtheit fest, in einem Zustand, der zu allen möglichen stressbedingten Gesundheitsproblemen führen kann.

Übung

Welche Hauptbeschützer werden in Ihrer Partnerschaft in Ihnen ausgelöst und welches der drei Projekte bevorzugen sie?
Wollen Sie Ihren Partner oder Ihre Partnerin mittels Kritik oder Verachtung, Drohung, ihn oder sie zu verlassen, oder Gewaltandrohung verändern? Nörgeln Sie innerlich, wie schlecht Ihr Partner oder Ihre Partnerin ist?
Tendieren Sie eher dazu, sich selbst zu verändern? Greifen Sie zu diesem Zweck zu Verhaltensweisen wie Selbstkritik, Beschwichtigung, Unterwerfung, überfürsorglichem Verhalten oder ängstlicher Besorgnis darüber, ob Ihr Partner oder Ihre Partnerin Sie wohl liebt?
Haben Sie es aufgegeben, von Ihrem Partner oder Ihrer Partnerin das zu bekommen, was Ihre Verbannten brauchen? Greifen Sie stattdessen zu Verhaltensweisen wie Abwehr und Mauern, träumen von einem anderen Partner, finden einen anderen Partner oder lenken sich mittels Drogen, Alkohol, Arbeit, Fernsehen oder Internet ab oder anästhesieren sich selbst?
Wie bewusst sind Sie sich der Verbannten, die diese Beschützer bewachen? Welche Gefühle und Glaubenssätze tragen diese Verbannten in sich? Übliche Lasten sind: Verlustangst, Wertlosigkeit und Scham, das Gefühl, körperlich ausgeliefert, inkompetent, überfordert, abhängig oder bedürftig zu sein.

Haben Ihre Beschützer Ihre Beziehung in manchen Phasen so stark dominiert, dass negative Interaktionen überwogen haben? Gab es Zeiten, in denen Sie die Annäherungsversuche Ihres Partners oder Ihrer Partnerin konstant zurückgewiesen haben?

Teile haben einen unglaublich starken Einfluss auf Ihren Körper. Es ist wichtig, ihnen zu helfen, direktere Kommunikationswege zu finden: Sobald Sie einen der oben erwähnten Teile identifizieren, registrieren Sie, wo in Ihrem Körper er sich befindet. Spüren Sie genau nach, wie er sich auf Ihren Körper auswirkt - zum Beispiel auf Ihren Herzschlag, Ihre Atmung, Ihren Blutdruck, Ihre Fähigkeit, klar zu denken, und auf den allgemeinen Anspannungszustand Ihres Körpers. Sprechen Sie mit jedem Teil über diese physiologischen Auswirkungen. Sprechen Sie mit ihm darüber, ob er auf diese Art mit Ihnen kommunizieren muss oder ob Sie ihm auch zuhören würden, wenn er sich anders ausdrücken könnte.

Die Befürworter, die Gegner und die Neutralen

Um diese Dynamik besser zu verstehen, wenden wir uns wieder der Metapher des alleinerziehenden Elternteils zu: der Mutter mit den Kellerkindern. Als sie sich auf den Süßigkeiten-Mann einließ, waren die Kellerkinder begeistert von der Aussicht, Essen zu bekommen. Einige der beschützenden Kinder trauten dem Kerl allerdings nicht: Er schien sie nicht zu mögen und er beanspruchte die volle Aufmerksamkeit ihrer Mutter.

Um bei dieser Metapher zu bleiben, nehmen wir an, dass andere Teile für ältere Kinder stehen, die außer Haus leben. Vielleicht sind sie auch Cousins, Cousinen und andere Verwandte, die diese neue Bindung nicht direkt betrifft. Deshalb sind sie ihr gegenüber eher neutral eingestellt. Sie freuen sich für die Mutter und unterstützen ihre Entscheidung, solange sie für sie und die Kellerkinder gut zu sein scheint. Die Mutter hat es in Bezug auf ihre neue Beziehung mit drei Gruppen zu tun: mit den Befürwortern, den Gegnern und den Neutralen.

Am Anfang der Beziehung strengte sich der Süßigkeiten-Mann an, der Mutter und ihren Kellerkindern zu gefallen. Die missmutigen Stimmen der Gegner wurden leicht von der glücklichen Befürworter-Gruppe mithilfe der Unterstützung der Neutralen übertönt. Sobald er aber der Mutter nicht mehr die Zuwendung gab, die sie sich wünschte, ihre Wünsche nach Zuwendung ignorierte oder ablehnte, begannen einige Neutrale, die Seite zu wechseln. Dabei ist deren Gesinnungswechsel das Zünglein an der Waage. Davor konnten die empörten Stimmen der Gegner im inneren Parlament leicht von der Koalition der Befürworter und der Neutralen übertönt werden. Würden die Wünsche der Mutter nach Zuwendung von ihrem Partner ignoriert, könnte die allgemeine Stellungnahme so aussehen: »Keine Sorge, er hatte nur einen schlechten Tag.« Wenn der Partner es wieder tut, haben die Gegner freie Hand. Die Neutralen plappern ihnen nach und zusammen übertönen sie die Befürworter.

Wenn sich die inneren Gruppen neu formieren, kann die Einstellung Ihrer Beziehung gegenüber plötzlich ins Gegenteil kippen. Gerade noch waren Sie glücklich und zufrieden mit Ihrer Beziehung, plötzlich stehen Ablehnung und Unzufriedenheit im Vordergrund. Sie werden sich Ihrem Partner gegenüber anders verhalten – vor allem im Hinblick auf dessen Wünsche nach Zuwendung. Zwischen Ihnen kann es nun schnell zu einem Teufelskreis kommen.

Um dem Überhandnehmen negativer Interaktionen Einhalt zu gebieten, schlägt Gottman eine Reihe von Verhaltens- und kognitiven Übungen vor. Sie nehmen jeden problematischen Aspekt der Beziehung separat in den Fokus. Damit möchte er erreichen, dass Paare sich auf eine neue Art und Weise aufeinander beziehen. Sie sollen neu über Beziehungen nachdenken. Ein solcher Ansatz kann Paaren helfen, sich ihrer toxischen Interaktionen bewusster zu werden und sich mehr auf das Verändern wichtiger Muster zu konzentrieren. Verbannte werden dadurch allerdings nicht geheilt. Wenn keine Heilung vollzogen wird, muss man ständig wachsam sein und Energie investieren, um Muster zu verändern. Jeder der Partner bleibt schließlich höchst verletzlich und leicht reizbar. Wenn Verbannte geheilt sind, können sich ihre Beschützer auf natürliche Weise entspannen. Die Wachen verlassen ihre Posten, die Burgmauern bröckeln und Kanonenkugeln schmelzen; Ihre Verbannten sind ermutigt, sie tanzen und spielen in der gewonnenen Freiheit; Ihre Selbstführung ist wiederhergestellt. In diesem Zustand müssen Sie keine neuen Fertigkeiten lernen, um nicht voller Verachtung oder verschlossen zu sein. Sie sind auf ganz natürliche Weise an Ihrem Partner interessiert, ihm gegenüber liebevoll und Sie können effizient verhandeln, um in Ihrer Beziehung für alle Ihre Teile Platz zu finden.

Die Verbesserung von Beziehungen wird folglich nicht durch neue Fertigkeiten oder Informationen erreicht, sondern indem die Wunden heilen, die Ihr Herz verkrustet und verhärtet haben. Ein offenes und pulsierendes Herz weiß bereits, wie es liebevoll und respektvoll sein kann. Die ganze Kunst besteht darin, so weit zu kommen, dass jeder Partner sich sicher genug fühlt, sein Herz offenzuhalten.

Beschützer bemerken

In der unten angeführten Liste kombiniere ich meine und Gottmans Beobachtungen in Bezug auf Verhaltensweisen und Glaubenssätze, die Beziehungen zerstören können.[29] Ich möchte Sie dazu ermutigen, die Liste zu verwenden, um Ihre Teile zu entdecken. Das kann Sie dabei unterstützen, die vorherrschenden Beschützer in sich und in Ihrer Beziehung zu identifizieren. Diese können besonders toxisch sein. Wenn Sie mit Ihrem Partner oder Ihrer Partnerin interagieren, schauen Sie gemeinsam, ob diese Teile in Ihnen anwesend sind. Dann können Sie sie als Ausgangspunkte für Ihre innere Arbeit nutzen.

Hier die Zusammenfassung üblicher Beschützer:

In Konfliktsituationen:

- Die Vier Reiter (Kritik, Verachtung, Abwehr und Mauern) – auch bekannt als Kanonenkugeln, Wurfgeschosse und Kuppeln
- Einschüchterungsversuche, u. a. die Androhung, den Partner zu verlassen oder Gewaltandrohung
- Wiedergutmachungsversuche verweigern oder ignorieren
- Sich gefühlsmäßig überflutet fühlen
- Sich taub fühlen und die Liebe zu Ihrem Partner oder Ihrer Partnerin nicht mehr spüren
- Selbstverachtung und der Drang, sich zu verbiegen, um Ihrem Partner oder Ihrer Partnerin zu gefallen oder um ihn oder sie zu beschwichtigen

Im täglichen Miteinander:

- Ignorieren, ablehnen, sich nicht mit dem Partner oder der Partnerin verbinden
- Chronische Abwesenheit von sexuellem Verlangen, Liebe, Interesse am Zusammensein oder an einem tiefen Austausch
- Chronische Präsenz von Bedürfnissen wie Fressexzessen, eine Affäre haben, shoppen, schlafen, Wut und Rachegelüste, Ihren Partner oder Ihre Partnerin verlassen
- Den Partner oder die Partnerin unattraktiv finden und sich ständig auf seine oder ihre körperlichen Schwachstellen konzentrieren
- Ständige innere Selbstgespräche in Bezug auf folgende Themen:
  - Selbstkritik und Angst, den Partner oder die Partnerin zu verärgern
  - Überfürsorgliches Verhalten dem Partner oder der Partnerin gegenüber
  - Sich vom Partner oder der Partnerin kritisiert oder in Verlegenheit gebracht fühlen
  - Den Partner oder die Partnerin stark und ständig negativ beurteilen
  - Eifersucht und Misstrauen
  - Der Wunsch, den Partner oder die Partnerin zu kontrollieren
  - Angst, vom Partner oder der Partnerin verschlungen oder kontrolliert zu werden
- Vorangegangene Verletzungen durch den Partner oder die Partnerin wiederkäuen und mehr davon voraussehen
- Das Gefühl, gefangen und machtlos zu sein, solange der Partner oder die Partnerin sich nicht ändert
- Angst, vom Partner oder der Partnerin verlassen zu werden

Es ist wichtig, zu wissen, dass jedes dieser Gefühle, jede Verhaltensweise und jeder dieser Glaubenssätze in den meisten Partnerschaften gelegentlich auftritt. Seien Sie also nicht beunruhigt, wenn Sie einige dieser Erfahrungen kennen. Erst wenn diese Erfahrungen chronisch werden und überhandnehmen, sind Partnerschaften zum Scheitern verurteilt.

Zusammenfassung

Da wir ein umfangreiches Gebiet abgedeckt haben, fasse ich die Hauptthemen zusammen, bevor wir uns konkreteren Lösungen zuwenden. Wir haben alle gelernt, Teile von uns zu verbannen, die Bindungsverletzungen aus unserer Kindheit in sich tragen. Das können Teile sein, die während eines Traumas entstanden sind, aber auch solche, die nicht in unsere Familien hineingepasst oder sie bedroht haben. Diese Verbannten tragen extreme Glaubenssätze und Gefühle im Hinblick auf Liebesbeziehungen in sich. Sie werden von anderen Teilen bewacht, die sie beschützen. Uns wurde beigebracht, zu glauben, dass unsere Verbannten auf unseren Partner angewiesen sind, um sich langfristig wohlzufühlen.

Diese Haltung ist eine Falle, und zwar aus mehreren Gründen. Erstens kann unser Partner oder unsere Partnerin uns nicht ständig die Wertlosigkeit und den Schmerz abnehmen, den unsere Verbannten tragen. Er oder sie wird uns wahrscheinlich auch irgendwann einmal verletzen und dadurch eine Bindungs-Wieder-Verletzung verursachen. Zweitens überwiegen in unserer Kultur Glaubenssätze und Kräfte, die in unseren Partnerschaften Abhängigkeiten erzeugen. Sie beschneiden unsere Fähigkeit, voll präsent zu sein, wenn wir mit unserem Partner zusammen sind. Drittens wählen wir unsere Partner generell aus den falschen Gründen und aus den falschen Teilen heraus.

Unser Partner oder unsere Partnerin wird unweigerlich unsere Verbannten verletzen. Das veranlasst unsere Beschützer dazu, eines von drei Projekten anzugehen: entweder unseren Partner zu ändern, uns selbst zu ändern oder aufzugeben. Aufgrund dieser Projekte und auch aus anderen Gründen entstehen in Partnerschaften Neo-Verbannte. Sie hassen es, aus der Beziehung ausgeschlossen zu werden. Daher versuchen sie, diese zu sabotieren. Beschützer-Teile in jedem Partner beginnen, die Beziehung zu dominieren, sobald ein gewisses Maß an Verletzung überschritten ist. Dann kommt es in der Partnerschaft zu einem deutlichen Überwiegen negativer Interaktionen. Eigene Zuwendungswünsche gehen jäh zurück, und alle diesbezüglichen Wünsche vonseiten des Partners oder der Partnerin werden zurückgewiesen. Ihre Konflikte werden von den Vier Apokalyptischen Reitern beherrscht: Kritik, Verachtung, Abwehr und Mauern. Die Beziehung ist zum Scheitern verurteilt.

Dieses Dilemma kann gelöst werden. In der zweiten Hälfte dieses Buchs werden konkrete Lösungsschritte vorgestellt. Bis jetzt habe ich im Hinblick auf Lösungen nur Hinweise gegeben. Ich möchte sie wiederholen: Wir können selbst die Hauptverantwortung dafür übernehmen, für unsere Verbannten zu sorgen. So wird unser Partner oder unsere Partnerin frei, sich nur an zweiter Stelle um sie zu kümmern. Sobald der Zwang von unserem Partner abfällt, die ganze Verantwortung für unser Wohlbefinden zu tragen, wird sich alles verbessern. Dazu bedarf es allerdings einer Kehrtwende des Fokus (U-Turn) von der Außen- in die Innenwelt. Zusätzlich ist es notwendig, das Konzept der einheitlichen Persönlichkeit aufzugeben und zu einer Multiplizitäts-Perspektive zu wechseln. Dann wird es jedem Partner möglich, die Gefühle, die in der Beziehung ausgelöst werden, als Ausgangspunkte für die Erforschung seiner Innenwelt zu nutzen. Dort wird jeder Partner Beschützer und Verbannte finden. Diesen kann er oder sie dann selbst Hilfe anbieten, anstatt eines der drei Projekte aufzunehmen.

Wenn ein Partner der Spur seiner Ausgangspunkte in die Innenwelt folgt, erlangt er ein Bewusstsein über seine inneren Prozesse. Dabei wird ihm nicht nur die anfängliche beschützende Reaktion bewusst, sondern auch der Teil, der beschützt wird. Er kann in Erfahrung bringen, wo in der Vergangenheit der Teil stecken geblieben ist. Das enthüllt die ursprüngliche Bindungsverletzung. Der nächste Schritt ist, sich wieder Ihrem Partner zuzuwenden. Für Ihre Teile, statt aus Ihren Teilen heraus zu sprechen, hat zwei Auswirkungen: Erstens wird Ihr Partner nicht mehr direkt von Ihren Beschützern bombardiert. Er kann von einem respektvollen und liebevollen Platz aus von Ihren beschützenden Reaktionen hören. Zweitens erhält Ihr Partner ein vollständigeres Bild der Auswirkungen seines Verhaltens. Idealerweise, allerdings nicht immer, beinhaltet dieses Bild Informationen über Ihre empfindlichen Verbannten, die von Ihrem Partner verletzt wurden, und über die Situation in der Vergangenheit, in der diese Verbannten stecken geblieben sind. Es kann auch Informationen über Ihre Neo-Verbannten enthalten.

Sie und Ihr Partner können dann von Selbst zu Selbst über Veränderungen verhandeln: zum Beispiel wie Sie sich in Zukunft nicht mehr gegenseitig triggern oder wie Sie Neo-Verbannte in Ihre Beziehung integrieren. Sie können verbunden bleiben, selbst wenn Sie über schwierige Themen und Veränderungswünsche in der Beziehung sprechen. Sobald jeder von Ihnen sich sicher genug fühlt, dem oder der anderen die Teile zu zeigen, die er vor der Welt versteckt gehalten hat, können Sie einander wieder berühren. Dadurch können Ihre Vertrautheit und ein Gefühl der Akzeptanz wachsen. In diesem Zustand kann Zuneigung spontan zwischen Ihnen fließen. Es ist nicht mehr notwendig, zusätzliche Kommunikationsfähigkeiten zu erlernen. Sie werden sowieso geschickt und liebevoll kommunizieren, sobald Ihre Herzen offen sind und Sie Zugang zu Ihren Selbst-Qualitäten haben, insbesondere zu Interesse, Mitgefühl, Klarheit, Mut und Gelassenheit.

Der Prozess wird sich nicht immer reibungslos entwickeln. Gelegentlich werden Beschützer die Führung übernehmen und zu einigen der Vier Reiter greifen, um sich auszudrücken. Das muss Ihrer Beziehung nicht unbedingt schaden, höchstens vorübergehend. Zumindest gilt das, wenn die beiden folgenden Voraussetzungen vorhanden sind: erstens, dass der Empfänger des Teile-Angriffs in Selbstführung bleibt. Er ist sich bewusst, dass der Angriff nur von einem Teil des Partners kommt. Er beruhigt die eigenen Verbannten und »gibt Besseres zurück«,[30] in den Worten der IFS-Therapeutin Mona Barbera. Angesichts der extremen Beschützer Ihres Partners in Selbstführung zu bleiben, verlangt Ihnen viel ab. Es ist unrealistisch, das durchgängig von sich zu erwarten, solange nicht viel innere Heilung stattgefunden hat.

Es wird oft vorkommen, dass Sie aus Beschützern heraus reagieren. Das kann einen »Teile-Krieg« verursachen. Auch dann gibt es keinen Grund, in Panik zu geraten. Meistens ist es möglich, alle inneren Schäden an Ihren Verbannten und an denen Ihres Partners wiedergutzumachen. Das ist auch schon die zweite Voraussetzung: Beide Partner müssen in der Lage sein, den Schaden wiedergutzumachen, sowohl in sich selbst als auch im anderen. Im nächsten Abschnitt werden wir die notwendigen Schritte dazu untersuchen.

Wenn diese beiden Voraussetzungen erfüllt sind, leben Sie mit Ihrem Partner in einer resilienten Partnerschaft. Sie können sich mutig lieben. Sie werden außerdem zum Tor-Mentor des anderen und unterstützen sich gegenseitig bei der Heilung: Sie bringen Wunden an die Oberfläche, die Ihre liebende Aufmerksamkeit brauchen.

4

Ein Beispiel für Wachstum in Richtung Selbstführung

Kevin Bradys Geschichte

Um die bis jetzt ausgeführten Konzepte zu illustrieren, möchte ich Ihnen meinen Klienten Kevin Brady[31] vorstellen. Er verkörpert den amerikanischen Traum vom Aufstieg. Er war Leiter der Trauma-Abteilung einer Universitätsklinik und ein hochgeachteter Professor an der Medizinischen Fakultät: brillant, charismatisch und selbstdiszipliniert. Er publizierte in seinen frühen Fünfzigern häufig in medizinischen Zeitschriften. Außerdem hat er zwei chirurgische Instrumente erfunden, die seitdem überall im Land benutzt werden. Seine Assistenzärzte hatten Angst vor ihm. Er war bekannt für seine scharfe Zunge und dafür, dass er Dummköpfe nicht ertragen konnte. Seine Trauma-Abteilung war die angesehenste im Mittleren Westen. Für Außenstehende schien auch sein Familienleben perfekt zu sein. Er war mit einer intelligenten Frau verheiratet, die eine eigene Karriere hatte, und Vater von zwei höchst erfolgreichen Kindern. Sein Sohn spielte in einem angesehenen lokalen Quartett Violine, seine Tochter wurde vorzeitig an einem Ivy-League-College zugelassen.

Bei unserer ersten Begegnung hatte Kevin eine einschüchternde Ausstrahlung, die bei Männern üblich ist, die das Gespräch kontrollieren wollen – besonders wenn sie nicht wissen, was sie erwartet. Durch gut getimte Pausen oder herablassende Blicke machte er schnell klar, dass ich seiner Führung folgen sollte. Wenn amerikanische Männer sich die ersten Male begegnen, findet ein Macho-Test statt: ein Ritual, das noch verstärkt wird, wenn der eine Klient und der andere Therapeut ist. Oft genieße ich es regelrecht, das Ritual zu beobachten, sogar wenn ich daran teilnehme. Beim beeindruckenden Dr. Brady allerdings war ich so damit beschäftigt, ja keine falsche Bewegung zu machen, dass ich es nicht genießen konnte.

Traumafolgen

Machtorientierte Beschützer gehören oft zu Menschen, die Machtlosigkeit erlebt haben, was uns zum Thema Trauma bringt. Um in der Welt voll präsent zu sein, müssen wir daran glauben, dass wir dazugehören, dass unsere Existenz vom Universum, von der Gesellschaft und unseren direkten Bezugspersonen gewollt ist. Unterschiedliche Kategorien von Traumata beeinflussen unser Vertrauen in diese drei Ebenen.

Unglücklicherweise verletzen Traumata, die von Bezugspersonen verursacht werden, Kinder auf jeder Ebene. Dabei ist völlig egal, ob es sich um Übergriffe handelt wie sexuellen und körperlichen Missbrauch, impulsive Wutausbrüche, die Androhung, das Kind zu verlassen, um ständige Beschämung oder mangelnde Zuwendung wie Vernachlässigung und Alleingelassensein. Nichts scheint sicher zu sein, sodass derart traumatisierte Kinder ständig wachsam sein müssen. Sie verbannen nicht nur verletzliche Teile, ihr Leben wird von Beschützern dominiert, die im Trauma der Vergangenheit emotional festgehalten sind und eine »Nie-wieder«-Philosophie haben.

Nie wieder wollen diese Beschützer der Person erlauben, so vertrauensvoll, offen, unschuldig, spontan, verspielt oder liebevoll zu sein. Das bedeutet, dass sie die Teile, die diese Qualitäten in sich tragen, nie wieder ans Licht kommen lassen. Viele traumatisierte Klienten und Klientinnen sind überwachsam. Ihre inneren Wachen scannen ständig die Umgebung nach Gefahren ab und neigen zu Überreaktionen, wenn etwas den ursprünglichen traumatischen Interaktionen ähnelt.

»Nie wieder« bedeutet auch, alles kontrollieren zu müssen. Traumatisierte Menschen entscheiden oft unbewusst, dass sie nie wieder so machtlos sein wollen. Für Kevin Brady, so wie für viele andere Menschen, bedeutete das, Menschen und Ereignisse in seinem Leben ständig kontrollieren zu müssen. Solche Menschen sind oft höchst erfolgreich. Sie erreichen privilegierte Machtpositionen, die ihnen ermöglichen, ihr Leben so sicher wie möglich zu gestalten. Andere übernehmen die Kontrolle, indem sie Menschen meiden und sich vor einer Welt verstecken, die gnadenlos zu sein scheint. Beide Wege machen das Leben vorhersehbar und niemand kommt diesen Menschen nahe genug, um sie verletzen zu können. Die Langeweile und Einsamkeit eines derart kontrollierten Lebens scheinen nur ein kleiner Preis dafür zu sein, die Bedrohung einer Wiederverletzung zu minimieren.

9/11 veränderte beispielsweise für Amerikaner die Wahrnehmung der Welt und brachte das Bedürfnis hervor, sie zu kontrollieren. Menschen, die aus heiterem Himmel von Missbrauch oder Vernachlässigung getroffen wurden, neigen dieser Logik folgend dazu, ihr eigenes internes Verteidigungsministerium übermäßig durchzustrukturieren. Sie schützen und kontrollieren ihre kleine Ecke der Welt. Diese beschützenden Teile haben den Eindruck, dass ihre heutige Umgebung noch genauso gefährlich ist wie damals, als sie wirklich gefährdet waren.

Warum fühlt Kevin sich gefährdet? Kevins Vater, ein Arzt im südlichen Illinois, ließ sich von seiner Mutter scheiden, als der Junge sieben Jahre alt war. Er zog in einen anderen Staat und heiratete erneut. Ab diesem Zeitpunkt zahlte er weder Unterhalt für seinen Sohn noch pflegte er irgendeinen Kontakt zu ihm. Während des Großteils seiner Kindheit war Kevins Mutter, die als Rezeptionistin in einer Klinik arbeitete, mit einer Reihe unglücklicher Beziehungen beschäftigt. Einer der Männer schlug sie sogar manchmal in Kevins Anwesenheit. Kevin, ihr einziges Kind, spürte, dass seine Mutter oft wünschte, er wäre nicht da. Obwohl er seinen Vater verloren hatte und seine Mutter ihn emotional vernachlässigte, strengte Kevin sich in der Schule sehr an und bekam lauter Einsen. Er schwor sich insgeheim, sich ein Leben aufzubauen, das frei von Ablehnung und Erniedrigung sein würde – und das tat er auch. Er erhielt Stipendien an einem ausgezeichneten College sowie einer Medizinischen Hochschule und blickte niemals zurück. Nach seiner Heirat drückte Kevin seine Verbitterung über die schwierigen Umstände in seiner Kindheit nie aus. Er schien zu den Menschen zu gehören, die einfach resilient geboren waren.

Kevin brüstete sich damit, brutal ehrlich mit Menschen umzugehen, und war dennoch ein Meister der Verleugnung. Er mag in der Lage gewesen sein, andere zurechtzuweisen, seine Lebensgeschichte zwang ihn allerdings dazu, die Existenz jeder eigenen Emotion – außer Ärger – zu leugnen oder zu minimieren. Der Kulturanthropologe Ernest Becker schrieb:

»Wenn ein Mann seinen Zustand voll und ganz verstehen würde, würde ihn das verrückt werden lassen.«[32] Kevin und viele seiner Artgenossen befürchten, verrückt zu werden, würden sie jemals voll anerkennen, wie schlecht ihre Kindheit gewesen ist. Sie würden nie mehr aufhören zu weinen, wären nicht mehr in der Lage zu arbeiten oder würden einen Zusammenbruch erleiden.

Kevins Beschützer

In der ersten Sitzung mit Kevin machte ich mir Gedanken über Kevins Teile, die sich an mich richteten. Es gab offenkundig einen kontrollierenden Teil, der danach strebte, Beziehungen zu kontrollieren und Menschen mit unnahbarer Arroganz auf Distanz zu halten. In ihm gab es einen Wächter, der mich auf Gefahr abscannte, einen perfektionistischen Arbeiter, der ihn so erfolgreich machte, und einen Teil, der jedes Problem leugnete – außer dass seine Frau sehr unglücklich mit ihm war.

Zwei Wochen vor dieser ersten Sitzung hatte Kevins Frau Helen endgültig die Nase voll gehabt. Sie hatte mehr als dreißig Jahre lang sein Genörgel über ihren Geschmack bei Kleidung, darüber, wie sie die Kinder aufzog, über ihre politische Meinung, ihre Ausbildung, ihre Intelligenz und ihre Logik ertragen. Sie hatte seine langen Arbeitszeiten satt und dass er es nicht schaffte, für sie da zu sein. Sie musste immer damit rechnen, dass er übel gelaunt nach Hause kam und ihr und den Kindern das Gefühl vermittelte, sie sollten besser auf Zehenspitzen herumschleichen. Sie hatte genug davon, dass er sie bei Dinnerpartys geringschätzig überging und in der Öffentlichkeit als dumm abstempelte. Sie musste miterleben, wie ihre Kinder mit einer Menge Einser heimkamen, und Kevin sich dann auf die einzige Zwei konzentrierte. Da ihr jüngeres Kind bereits seinen Highschool-Abschluss machte, fühlte sie sich nun frei, Vollzeit zu arbeiten. Ihr Geld überwies sie auf ein separates Konto. Sie wollte diesen Mist nicht mehr – wenn er sich nicht veränderte, würde sie ihn verlassen. Sie kannte diese Teile von ihm viel besser als ich.

All dieser Mist – Kommentare aus dem Hinterhalt, Perfektionismus, Abwehr, Arbeitssucht und Launenhaftigkeit – kam von Kevins inneren Beschützern. Sie verrichteten einfach ihre Arbeit. Sie würden nie wieder zulassen, dass Kevin in Gefahr geriet, verletzt zu werden, selbst wenn das bedeutete, andere zu verletzen. Sie hatten keine Wahl. Sie mussten ihn weiter beschützen, bis er weniger verletzbar wäre. Wenn Helen oder ich den Irrtum in seiner Haltung hervorhoben, war das mehr als vergeblich – es beschämte ihn nur und verstärkte seine Abwehr. Ich musste einen Weg finden, an den Wachen vorbeizukommen.

Festung mit Rissen

Während Helens Angriffe auf Kevins Charakter nach hinten losgingen, traf das auf ihren Entschluss, ihn zu verlassen, nicht zu. Leonard Cohen singt in einem seiner Lieder: »There are cracks, cracks in everything, that's how the light gets in.«[33] Um in diesem Bild zu bleiben: Helens Androhung ließ in Kevins Festung Risse entstehen. Allerdings war noch nicht klar, wie viel Licht eindringen konnte.

Im Angesicht von Helens Ultimatum stimmte Kevin zu, eine Therapie zu machen, doch nach ein paar Paartherapie-Stunden bat er mich, alleine kommen zu dürfen. Sobald er mit mir allein war, sagte er, er halte weder viel von Psychotherapie noch von Gefühlen im Allgemeinen. Er verstehe nicht, warum sie so empfindlich sei. Sicher, er habe hohe Erwartungen. Er erläuterte, er gehe mit sich selbst härter um als mit jedem anderen, und das sei das Geheimnis seines Erfolgs. Er gestand, manchmal gereizt und verurteilend zu sein, behauptete aber, dass das auf seinen fordernden Job zurückzuführen sei. Er sagte, dass seine Fähigkeit, folgenschwere Schwachstellen zu finden, sich unter den Assistenzärzten bereits herumgesprochen habe. Er gewinne dadurch zwar keine Freunde, aber Respekt. So habe er schon so manches Menschenleben gerettet. Gleichermaßen sei ihm nicht wichtig, ob seine Kinder ihn liebten. Er wolle nur, dass sie ihn und seinen Rat respektierten. Dann sagte er mit einem unerwarteten Wandel in seinem Tonfall, dass er entsetzt darüber sei, dass Helen ihn wirklich verlassen wolle. Er wisse nicht, wie er ohne sie überleben solle. Einer von Kevins verbannten Teilen hatte einen kleinen Riss gefunden und lugte heraus.

Ich spürte, wie verwirrend und auch selten es für Kevin war, diese Art von Verletzlichkeit zu fühlen, geschweige denn zu zeigen. Ich wollte, dass sich sein Verbannter bei mir willkommen und sicher fühlte. Allerdings kannte ich meine eigenen Beschützer gut genug, um zu wissen, dass seine Beschützer jede Bewegung beobachteten, die ich machte. So, wie ich das von meinen Managern kenne, wären Kevins Manager zweifellos entsetzt darüber gewesen, hätte ich seine Offenheit irgendwie ausgenutzt. Sie verdammten den verbannten Teil dafür, dass er mir Macht über ihn gab. Ich musste sehr vorsichtig mit meiner Reaktion sein.

Kevin öffnete also diesen kleinen Riss in seiner imposanten Festung, indem er mir sagte, dass ihn Helens Pläne, ihn zu verlassen, erschreckten. Ich wusste, dass es besser war, ihn nicht weiter aufzubrechen. Stattdessen versuchte ich, seine wachsamen Manager zu beruhigen. Ich hob hervor, wie verständlich das sei und wie tief bestürzt auch ich immer gewesen wäre, wenn ich von einer

Partnerin verlassen worden war. Dann verließ ich dieses heikle Thema und fragte ihn, wie es sich für ihn anfühlte, bei mir in Therapie zu sein. Ich sagte ihm, dass es mir schwerfalle, anderen Männern Schwachstellen oder Verletzlichkeiten von mir zu zeigen, und dass ich mich fragen würde, wie das für ihn sei. Er antwortete, dass er nur vor sehr wenig Angst habe. Allerdings räumte er ein, dass es unbehaglich für ihn sei, mir gegenüber in dieser Position zu sein. Er möge es nicht, Leute um Hilfe zu bitten, und sei stolz auf seine Unabhängigkeit. Nichtsdestotrotz hänge zu Hause der Haussegen schief. Das versetze ihn in permanenten Stress. Vielleicht könne ich ja helfen. Der Riss öffnete sich von allein.

Die Ängste der Beschützer

Im Laufe der nächsten sechs Therapiestunden vervollständigten Kevin und ich eine Liste seiner Ängste, sich mir zu öffnen. Er hatte Angst, er würde weinen – etwas, das er seit seiner Kindheit nicht mehr getan hatte. Er warnte, er wolle sich nicht auf dummen New-Age-Schnickschnack einlassen, sondern stelle sich eine empirisch bestätigte Therapie vor. Er drückte Verachtung für Opfer aus, die winselten, wimmerten und ihre Eltern oder die Gesellschaft für ihre Probleme verantwortlich machten. Er war fest entschlossen, sich nicht in ein derartiges Opfer zu verwandeln. Er hatte Angst, ich würde ihn weniger schätzen, wenn er von inneren Schmerzen zu sprechen begänne. Er war nicht sicher, was sich in seinem Inneren befand, und nahm an, es sei wahrscheinlich nichts Wichtiges. Er sagte, in seinem Leben sei einiges passiert, das er nicht wieder erleben wolle. Er fürchtete, in ein schwarzes Loch zu fallen.

Ich nahm alle seine Ängste ernst, besonders die Befürchtung, in ein schwarzes Loch zu fallen. Gewöhnlich bedeutet das, unter einer Ansammlung von Schmerz und Scham verschüttet zu werden. Ich sagte ihm, wir würden vielleicht einigen Teilen von ihm begegnen, die einen Schmerz aus vergangenen Ereignissen in sich tragen. Zusätzlich erklärte ich ihm, dass es Möglichkeiten gäbe, diese Teile bei ihrer Heilung zu unterstützen, ohne sie die Führung übernehmen zu lassen. »Es kann natürlich passieren, dass Sie weinen«, fügte ich hinzu, »doch es sind Tränen des Mitgefühls und sie sind vorübergehend.« Ich erklärte ihm, dass wir ihn von seinem Schmerz entlasten könnten, damit er dieses schwarze Loch nicht länger fürchten müsse.

Ich versicherte ihm, dass es vollkommen seine Entscheidung sei und dass ich nie Druck auf ihn ausüben würde, diesen Weg zu wählen. Wenn er sich dazu entscheiden würde, sich nicht darauf einzulassen, würde ich das vollkommen respektieren. Ich wisse aus eigener Erfahrung, wie beängstigend es sein könne, diese innere Arbeit zu tun.

Was ich zu Kevin sagte, war die Wahrheit: Ich wusste wirklich, wie er sich fühlte. Nachdem ich selbst meinem Schmerz ein halbes Leben lang ausgewichen war, bewegte ich mich strampelnd und schreiend auf ihn zu. Und ich tat es nur, weil ich sowieso von ihm verschlungen wurde, wie es auch bei Kevin der Fall war. Die Festung meiner eigenen Beschützer wurde durch eine Situation aufgebrochen und ich konnte, so wie Kevin, die Gefühle nicht mehr in Schach halten, die ich seit meiner Kindheit verbannt hatte. Noch dazu war ich Therapeut – jemand, der andere dazu ermutigen sollte, mit ihren Gefühlen zu arbeiten.

Um wie viel größer war die Herausforderung für jemanden wie Kevin, der sein Berufsleben so eingerichtet hatte, dass keine verletzten Gefühle aufgewirbelt werden konnten! In der Notaufnahme sah er zwar oft Menschen leiden, aber die Fähigkeit des Mitgefühls war ihm abtrainiert worden, damit er klinisch objektiv bleiben konnte. Er sah sich als jemanden, der in einer Kriegszone arbeitete, und er nahm die Ausstrahlung eines stoischen militärischen Kommandanten an. Gefühle waren etwas, das er weder in seiner Arbeit noch in seinem persönlichen Leben wollte.

Ich bin mir sicher, dass meine eigenen Therapiesitzungen, die auf das erste Auftauchen meiner Verbannten folgten, traumatisch für meine Therapeutin waren. Ich war überzeugt davon, dass sie jeglichen Respekt vor mir verloren hatte. Folglich quetschte ich sie darüber aus, was sie über mich dachte. Da ich selbst ein erfahrener Therapeut war, teilte ich ihr auch mit, was sie meiner Meinung nach falsch machte. Außerdem ließ ich sie wissen, dass ich ihr nicht zutraute, stark genug zu sein, um mit mir zu arbeiten. Ich war ein gemeiner, widerspenstiger Klient. Glücklicherweise war sie geduldig mit meinen inneren Wächtern. Sie gab ihnen die Beruhigung und Kontrolle, die sie brauchten. Letztlich bestand sie all ihre Prüfungen, meine Wächter traten zurück und öffneten die Tore. Ich erlaubte ihr, mich auf eine schmerzliche Reise ins Land meiner Verbannten zu begleiten.

Aufgrund dieser Erfahrung war ich dazu bereit, Kevin viel Zeit für die Entscheidung zu geben, ob ich ihn begleiten durfte. Es war mir ein Bedürfnis, seinen Managern alle Zeit zu geben, die sie brauchten. Sie durften mich sorgfältig beschnüffeln und in Erfahrung bringen, worauf sie sich einließen. Es war ihre Pflicht, ihn zu beschützen. Sie hatten jedes Recht der Welt, mich herauszufordern, bis sie sich ausreichend davon überzeugt hatten, dass ich nicht noch mehr Schaden anrichten würde und sogar hilfreich sein könnte.

Nach innen gehen

In einer Sitzung bat ich Kevin, sich zu entspannen, seine Augen zu schließen und seine Aufmerksamkeit nach innen zu richten. Er sollte seine kritischen Gedanken nach ihren schlimmsten Befürchtungen fragen, danach, was sie befürchteten, was passieren könnte, wenn sie aufhören würden, ihn und andere so streng zu beurteilen. Kevins erste Antwort war, dass es sich dumm anfühle, so mit sich selbst zu sprechen. Ich bat ihn, es zu versuchen und es einfach als Experiment zu betrachten, als eine Möglichkeit, mit seinen Gedanken und Gefühlen besser vertraut zu werden. Zögernd willigte er ein. Danach war er ungefähr dreißig Sekunden lang still. Sein Blick war ernsthaft konzentriert. Dann sagte Kevin: »Eine Stimme in mir sagt, dass ich verletzt werden würde.« Dann fügte er hinzu: »Das ist ja vollkommen verrückt. Wie soll es mich davor schützen, verletzt zu werden, wenn ich andere verurteile?« Ich bat ihn, diese Frage nach innen zu richten. Daraufhin antwortete sein innerer Kritiker, wenn er andere Menschen kritisiere, kämen sie ihm nicht nahe genug, um ihn zu verletzen. Wenn er sich selbst angreife, würde er sich so abmühen, perfekt zu sein, dass ihn niemand sonst kritisieren könnte. Ich bat Kevin, sich bei diesem Teil dafür zu bedanken, dass er ihn beschützte. Als er das tat, sagte er, er habe das Gefühl, es lockere sich ein Band um seinen Kopf.

Ich bat Kevin, diesen Kritiker zu fragen, wen er beschützte. Er sah sofort eine große Wand mit einer dicken, schweren Tür vor seinem geistigen Auge und hörte eine innere Stimme sagen, dass dahinter sein Schmerz eingesperrt sei. Ich beschloss, den Prozess zu verlangsamen. Wir erreichten die Schwelle, die seinen Schmerz eindämmte. Ich wollte sicher sein, dass wir wirklich die Erlaubnis hatten, fortzufahren. Kevin und ich verbrachten zwei weitere

Therapiestunden damit, zu besprechen, ob es sicher genug sei, auf seinen Schmerz zuzugehen. Wir gingen noch einmal alle seine Ängste durch und sprachen darüber, wie wir mit jeder einzelnen umgehen könnten. Ich bat ihn, sich nochmals nach innen zu konzentrieren. Er sollte fragen, ob irgendwelche Teile Einwände dagegen hätten, fortzufahren. Er sagte, er höre nichts. Wir setzten uns noch mal mit dem Kritiker in Verbindung und dieser Teil gab uns seine Erlaubnis, weiterzumachen. Wir wollten in der nächsten Sitzung auf die Tür zurückkommen. Es fühlte sich an, als würden wir ins Herz der Finsternis eintauchen.

Der suizidale Teil

Natürlich ging das nicht ohne Komplikationen. Kevin berichtete in der nächsten Stunde, er habe sich die ganze Woche lang suizidal gefühlt. Der Gedanke an Suizid sei schon als Hintergrundgedanke vorhanden gewesen, solange er denken könne; er sei irgendwie tröstlich gewesen. Nun aber sei er zu einem so starken Drang angewachsen wie kaum jemals zuvor. Er habe diesem Drang nie nachgegeben, gestand aber ein, dass er jetzt Sorge habe, es zu tun. Ich unterstützte ihn dabei, seinen Teilen, die eine große Angst vor dem suizidalen Teil hatten, zu versichern, wir wären in der Lage, sie aus dieser Rolle zu befreien. Daraufhin erlaubten sie uns, mit ihm zu arbeiten.

Schwartz: »Konzentrier dich auf diese suizidale Stimme. Stell dir am Anfang vor, dass dieser Teil in einem Raum ist. Du bist außerhalb dieses Raums.«
Kevin: »Okay, er ist im Raum.«
Schwartz: »Was empfindest du ihm gegenüber?«

Kevin: »Ich bin erleichtert, dass er eingesperrt ist. Er ist sehr beängstigend. Er trägt eine schwarze Kapuze.«

Schwartz: »Bitte die Teile, die Angst vor ihm haben, zurückzutreten und uns zu erlauben, ihn kennenzulernen. Sag ihnen, dass wir den Raum erst betreten werden, wenn es sich für sie sicher anfühlt.«

Kevin: »Sie wollen nicht, dass ich ihn kennenlerne. Sie möchten, dass er eingesperrt bleibt.«

Schwartz: »Das ist verständlich. Unser Ziel ist es allerdings, ihm aus dieser beängstigenden Rolle herauszuhelfen. Dann müssen die anderen Teile nicht mehr so viel Angst vor ihm haben. Das geht aber nicht, wenn sie dir jetzt so viel Angst vor ihm machen.«

Kevin: »Sie sind bereit, zurückzutreten und die Szene zu beobachten, aber nur, wenn sie jederzeit wieder eingreifen können.«

Schwartz: »Das ist gut. Was fühlst du jetzt dem suizidalen Teil gegenüber?«

Kevin: (ruhig) »Ich möchte wissen, warum er möchte, dass ich sterbe.«

Schwartz: »Dann frag ihn das jetzt von draußen.«

Kevin: »Er sagt, ich verdiene es, zu sterben.«

Schwartz: »Frag ihn, was er befürchtet: Was könnte passieren, wenn du nicht stirbst?«

Kevin: »Er sagt, ich würde weiterhin Menschen verletzen.«

Schwartz: »Er versucht also, dich davon abzuhalten, Menschen zu verletzen. Ist das richtig?«

Kevin: »Das sagt er jedenfalls. Aber ich helfe Menschen. Ich bin Arzt, um Himmels willen!«

Schwartz: »Bitte den Teil, der dich jetzt verteidigt, zurückzutreten. Frag dann, was dieser Bursche mit der Kapuze dir über das Verletzen von Menschen zeigen möchte.«

Kevin: (nach einer langen Pause) »Ich sehe, wie ich meine Mutter anschreie, und jetzt weint sie.«

Schwartz: »Wie alt bist du?«

Kevin: »Ungefähr sieben. Mein Vater hat uns gerade verlassen. Ich mache meine Mutter dafür verantwortlich und sie ist am Boden zerstört. Das hätte ich nicht tun sollen. Ich habe Angst, dass sie mich jetzt auch verlassen wird.«
Schwartz: »Was empfindest du für diesen Jungen?«
Kevin: (leise weinend) »Er tut mir so leid. Kein Wunder, dass es ihm lieber gewesen wäre, zu sterben, als sie noch einmal aus der Fassung zu bringen.«

Es ist nicht unüblich, dass Klienten ein plötzliches Eskalieren der Aktivität von Beschützern erleben (in Kevins Fall ein suizidaler Teil). Es passiert üblicherweise, wenn sie kurz davorstehen, ins Territorium der Verbannten einzutreten. Vielleicht veranstalten sie ein Saufgelage, beginnen, sich zu ritzen, werden wütend auf mich oder jemand anderen oder verspüren den starken Wunsch, die Therapie zu beenden, die Stadt zu verlassen oder so zu gehen, wie Kevin es wollte. Diese schweren Symptome ängstigten mich am Anfang. Früher dachte ich, der Klient wäre verhaltensgestörter, als ich ursprünglich angenommen hatte. Ich veranlasste eine medikamentöse Behandlung oder eine Unterbringung in der Psychiatrie. Ich nahm Abstand vom Territorium der Verbannten.

Jetzt erwarte ich solche Episoden und sage sie den Klienten und Klientinnen manchmal sogar voraus. Sie sind eine natürliche, letzte, verzweifelte Reaktion auf das Vorhaben, das Land zu betreten, das die Teile fürchten. Sie dienen auch als letzter Test der Fähigkeit des Therapeuten, präsent zu bleiben und nicht in Panik zu verfallen. Wenn mir das gelingt, verlaufen die Dinge gewöhnlich so wie mit Kevins suizidalem Teil. Das bedeutet nicht, dass Medikamente oder Klinikaufenthalte nicht manchmal notwendig sind. Vielmehr ist es wichtig, den Kontext zu beachten, in dem ein Symptom auftritt, und sich nicht zu einer Überreaktion verleiten zu lassen.

Verbannten bei der Heilung helfen

Nachdem Kevin zu seinem suizidalen Teil Kontakt aufgenommen hatte, ging er wieder zur Tür, hinter der sein Schmerz verborgen war. Glücklicherweise kam Kevin zu mir, nachdem ich gelernt hatte, Verbannte bei einer sicheren Heilung zu unterstützen. Meine Klienten reagierten zuvor manchmal mit erschreckenden Gegenreaktionen auf meine Versuche, ihren Verbannten zu helfen. Deshalb wurde ich vorsichtiger. Die Herausforderung war, einen Weg zu finden, wie sich Klienten ihren Verbannten nähern konnten, ohne vollkommen von ihnen verschlungen zu werden. Denn das fürchten die Manager am meisten. Es stellte sich heraus, dass die Lösung zu den Dingen gehört, die so offensichtlich und so einfach sind, dass man gar nicht an sie denkt. Sie können Verbannte einfach darum bitten, Sie nicht zu überwältigen, wenn Sie sich ihnen nähern.

Teile können den Grad kontrollieren, zu dem sie ihre Gefühle mit einem Menschen verschmelzen. Wie jede unterdrückte Gruppe versuchen Verbannte, die Führung zu übernehmen, wann immer sich Risse in der Festung ihrer Kidnapper öffnen. Sie glauben, es gäbe keine andere Möglichkeit, Hilfe zu bekommen. Wenn sie allerdings daran glauben, dass wir ihnen helfen werden, müssen sie uns nicht überwältigen. Sie können uns erlauben, ziemlich nahe an sie heranzukommen, ohne total mit uns zu verschmelzen. Dann sind Klienten und Klientinnen in der Lage, die Gefühle der Verbannten zu spüren, aber nicht in einem solchen Ausmaß, dass es das ganze System bedroht.

Nachdem ich das herausfand, war es Klienten und Klientinnen möglich, sich einem Teil anzunähern und dann so lange bei ihm zu bleiben, bis er das Vertrauen hatte, dass die Person sich um ihn bemühte. Manchmal dauerte das eine längere Zeit und wir verbrachten einige Stunden nur damit, einen Teil zu trösten.

Als Kevin sich noch außerhalb des Raums vor der Tür befand, bat ich ihn, seinen Schmerz zu bitten, ihn nicht vollkommen zu überwältigen, sobald er sich ihm nähern würde. Daraufhin hörte er eine Stimme flüstern: »Okay.« Er ging durch die Tür. Dort sah er einen siebenjährigen Jungen, der in etwa drei Meter Entfernung zusammengerollt dalag und zitterte. Seine erste Reaktion war Abscheu vor der Schwäche dieses Jungen. Ich bat ihn, diesen angewiderten Teil zu finden und ihn dazu zu bringen, zurückzutreten. Dann tat ihm der Junge schnell leid, obwohl er nicht wusste, warum er so aufgewühlt war. Ich bat Kevin, dem Jungen sein Mitgefühl zu zeigen und sich um ihn zu bemühen. Kevin gelang es schließlich, den Jungen dazu zu bewegen, sich aufzusetzen. Er erlaubte Kevin sogar, den Arm um ihn zu legen. Ich war beeindruckt, dass dieser Mann, der nach außen so hart und kalt wirkte, genau zu wissen schien, was er beim Trösten des Jungen tun musste. Am Ende der Sitzung sagte der Junge, er glaube langsam daran, dass Kevin sich um ihn kümmere. Er bat Kevin allerdings darum, jeden Tag Zeit mit ihm zu verbringen. Diese Bitte löste einige von Kevins Beschützern aus. Sie sahen ihre Befürchtung bestätigt, dass der Junge ihm all seine Zeit und Energie rauben und er nichts mehr auf die Reihe bringen würde. Sie waren jedoch zögernd damit einverstanden, es ihn eine Woche lang versuchen zu lassen.

Bei der nächsten Sitzung war ich überrascht, dass Kevin sein Versprechen dem Jungen gegenüber gehalten hatte. Er verbrachte jeden Morgen fünf Minuten mit ihm und dachte auch tagsüber gelegentlich an ihn. Der Junge schien darüber sehr glücklich zu sein, gleichzeitig überraschte es ihn. Am Anfang des Prozesses kommt es immer wieder vor, dass Klienten und Klientinnen vergessen, die Versprechen zu halten, die sie ihren Verbannten gegeben haben. Genauer gesagt bringen deren Beschützer sie dazu, es zu vergessen. Die Teile fühlen sich dann im Stich gelassen. Kevin sagte, er habe in der Zwischenzeit merkwürdig geträumt, erinnere sich aber nicht mehr an den Inhalt. Außerdem fühle er sich häufig sehr einsam. Ich sagte ihm, dass das in dieser Phase der Therapie nicht ungewöhnlich sei.

Ich fragte ihn, ob er bereit sei, zu sehen, was der Junge ihm über die Vergangenheit zeigen wolle. Er bejahte und ich ermutigte ihn dazu, den Jungen zu bitten, es ihm zu zeigen. Er sah sich sofort wieder als siebenjährigen Jungen, der zusammengerollt und zitternd in einer Kühlschrankverpackung aus Pappe im Hinterhof seines Elternhauses lag. Seine Eltern stritten sich im Haus und er konnte ihre Schreie durch die Fenster hören. Als seine Eltern begonnen hatten, sich zu streiten, war er noch im Haus gewesen, ohne seine schreckliche Angst zu fühlen. Erst als sein Vater seine Mutter geschlagen und sie geschrien hatte, sie würde ihn verlassen, war Kevin hinausgerannt, um sich zu verstecken. Er lag stundenlang zitternd in dem Pappkarton, bis seine Eltern ihn schließlich fanden. Das war eine Szene von vielen in einer Kindheit voller Verrat, Vernachlässigung und großer Angst, die Kevin noch einmal bezeugte. Er sah zuerst eine Weile lang zu, ging dann achselzuckend über sie hinweg und sagte etwas wie: »Ja, ich wurde verletzt, na und? Jeder wird verletzt, viele Menschen viel schlimmer als ich.« Dann wieder erklärte er mir, dass seine Eltern ihr Bestes gegeben hätten, als würde er sich für sie entschuldigen. Ich bat ihn, die Teile zu finden, die diese Dinge sagten und das Bezeugen des Schmerzes des kleinen Jungen unterbrachen. Er sollte sie bitten, vorübergehend in einen anderen »Raum« zu gehen. Wir würden später wieder auf sie zurückkommen.

Ohne deren Einmischung verlief das Bezeugen viel reibungsloser. Kurz nach dem Streit hatte Kevins Vater die Familie verlassen und war nie wieder zurückgekommen. Seine Mutter war mit einer ganzen Reihe von Männern zusammen gewesen, einer von ihnen hatte sie in Kevins Anwesenheit geschlagen. Er spürte, dass sie sich oft wünschte, er wäre nicht da. Diese Wahrnehmung, kombiniert mit einem Gefühl der Wertlosigkeit, weil sein Vater ihn verlassen hatte, hatte in ihm einen Glaubenssatz entstehen lassen. Der besagte, Kevin würde abgelehnt oder verlassen, sobald er von Menschen abhängig war oder sie zu nahe an sich heranließ. Sein Kritiker predigte: »Nie wieder!« Er gelobte, sich akademisch hervorzutun, und fand bald heraus, dass er sich in der Schule profilieren und durch seine brillante akademische Leistung Macht über andere gewinnen konnte.

Diese Szenen des Kindheitsschmerzes, die Kevin sah, waren keine Ereignisse, die er verdrängt oder vergessen hatte. Er hielt sie vielmehr auf einer Armlänge Abstand. Jetzt sah er sie, als wären sie sehr emotionale, detailreiche Szenen eines Films. Gelegentlich tat ihm der Filmheld so leid, dass er sogar voller Mitgefühl weinte. Nach jeder Szene umarmte er den kleinen Jungen in den Szenen und bedankte sich bei ihm dafür, dass er ihm gezeigt hatte, was passiert war. Er fragte jeweils anschließend, wo im Körper sich die Gefühle oder Glaubenssätze aus diesen Ereignissen befanden. Der Siebenjährige trug einen lodernden Feuerball in seinem Bauch. Kevin half ihm, diesen herauszuziehen und ihn an einen heilenden Ort jenseits seines inneren Horizonts zu werfen. Etwas später kam der Ball als blauer Saphir zurück, den der Junge fortan über seinem Herzen trug. Dann half Kevin den verlorenen Jungen in seiner Innenwelt, sichere und bequeme Plätze zu finden, an denen sie sich aufhalten konnten. Einer von ihnen wählte einen sonnenbeschienenen Raum mit Zugang zu einem Garten, in dem viele Kletterbäume standen. Kevin gelobte, in Zukunft besser für sie zu sorgen und sie zu trösten, anstatt sie zu isolieren, wenn sie durch ein Ereignis in der Außenwelt verletzt wurden.

Dieser Prozess, in dem das extreme Gefühl oder der extreme Glaubenssatz, den ein Teil trägt, zuerst identifiziert und dann losgelassen wird, wird »Entlastung« genannt. Im IFS bedeutet das, den Teil zu heilen. Nach der Entlastung verwandeln sich die Teile in der Regel sofort in ihren natürlichen, wertvollen Zustand, als wären sie von einem Bann befreit. Wenn Verbannte, wie Kevins verlorene Jungen, ihre Lasten ablegen, sinkt ihre Verletzlichkeit. Ihre Beschützer können ihre Wache aufgeben und sich neuen Beschäftigungen widmen.

Mit jeder neuen Entlastung entspannte sich Kevins einst verletzender innerer Kritiker mehr. Er nahm nach und nach eine neue Rolle als Karriereberater an, blieb aber ein scharfsinniger Qualitäts-Bewerter. Er feuerte Kevin nun allerdings zu guten Leistungen an, statt ihn oder andere Menschen aufgrund ihrer Fehler zu kritisieren. Als das Band des Kritikers um seinen Kopf herum weggeschmolzen war, hörten auch Kevins Spannungskopfschmerzen auf, mit denen er jahrelang zu kämpfen gehabt hatte.

Wenn Verbannte ihre Lasten ablegen und sich verwandeln, können sich die Manager, die sie beschützen, entspannen. Das wiederum erhöht die Fähigkeit der Person, Kritik auszuhalten, deutlich. Vor diesem therapeutischen Prozess erlebte Kevin Kritik – besonders von Helen – nicht nur als unbehaglich, weil jemand wütend auf ihn war. Diese Kritik wurde auch von seinem eigenen inneren Kritiker weiter ausgefeilt. Sie landete wie eine Wasserbombe in seinem ruhenden Becken aus Scham und Demütigung. Der Schmerz der aktuellen Kränkung wurde dadurch vervielfacht, dass er auf den gesamten vergangenen Schmerz, den seine Teile bereits in sich trugen, zurückgeworfen wurde – auf seine Bindungsverletzungen. Nachdem wir Kevins Schmerz-Becken leer gepumpt hatten, verlor aktuelle Kritik ihre Explosivität für ihn. Dasselbe traf auf Helens Androhung zu, ihn zu verlassen. Es führte nicht mehr zu denselben körperlichen Symptomen wie zuvor (Zittern und Brechreiz), da es ihn nicht mehr in die Zeit zurückkatapultierte, als sein Vater die Familie verlassen hatte. Zusätzlich wussten seine kindlichen Teile jetzt, dass Kevin für sie da sein würde, auch wenn seine Frau ihn verließ. Er übernahm die Hauptverantwortung dafür, für sie zu sorgen.

Kevin sagte, er fühle sich innerlich viel friedlicher. Er verspüre nicht mehr den Zwang, allem und jedem einen Schritt voraus zu sein. Er betrachte seine Mutter nun anders: als eine Frau, die sich nie geliebt gefühlt und nicht daran geglaubt hatte, Liebe zu verdienen. Die aufgestaute Wut ihr gegenüber, die ihre Beziehung seit seiner Jugend überschattet hatte, verblasste. Er sagte, er habe als Erwachsener immer versucht, seine Vergangenheit hinter sich zu lassen. Es erschien ihm paradox, dass er sich zu diesem Zweck zuerst mit dieser Vergangenheit hatte auseinandersetzen müssen. Es erscheint in der Tat paradox und die meisten Menschen nehmen einem das nur schwer ab. Kevin wagte schließlich den erforderlichen Blick und erlangte dadurch mehr Präsenz. Er hat nun mehr Teile in sich, die nicht in der Vergangenheit stecken geblieben sind oder unter Zukunftsängsten leiden.

Helens Arbeit

Bis jetzt habe ich ausschließlich meine Arbeit mit Kevin beschrieben. Zum einen hielt ich in dieser Phase viel mehr Sitzungen mit ihm als mit Helen ab. Zum anderen illustriert die Arbeit mit ihm so gut, wie wir uns mit Verbannten wieder verbinden können, damit Paartherapie gelingt.

Helen hatte aber ebenfalls Einzeltherapie-Sitzungen bei mir. Während dieser Stunden folgte sie den vielen Spuren, die ihr Kevins Verachtung, Arbeitssucht und Distanzierung lieferten. Wie zu vermuten war, fand sie verbannte kleine Mädchen, die verzweifelt nach der Liebe ihres distanzierten Vaters suchten, wütende Beschützer, die diese verletzlichen Verbannten bewachten, und den fürsorglichen Teil, der ihr Leben sehr lange dominiert hatte. Letzterer wurde zu diesem Zeitpunkt von den wütenden Teilen in Schach gehalten. Sobald Helens Kellerkinder darauf zu vertrauen begannen, dass sie sich um sie kümmerte, verrauchte die Wut ihrer Beschützer. Sie erlaubten ihrem Selbst, in den Interaktionen mit Kevin die Führung zu übernehmen. Das bedeutete nicht, dass sie ihm gegenüber plötzlich nährend und empfänglich wurde. Stattdessen griff sie auf andere Qualitäten der Selbstführung zurück: auf Klarheit, Mut und Vertrauen. Während dieser Anfangsphase der Therapie fand gelegentlich zwischen den häufigeren Einzeltherapie-Stunden mit jedem Partner auch Paartherapie statt. In unseren Paartherapie-Stunden gelang es Helen immer besser, in einer ruhigen und überzeugenden Art darüber zu sprechen, dass sie beschlossen hatte, sich niemals mehr der Gnade von Kevins Beschützern auszuliefern. Sie war in der Lage, kraftvoll zu sein, ohne verächtlich zu werden, klar, ohne unfreundlich zu werden – sowohl während der Sitzungen als auch zu Hause.

Während Helens zuvor wütender Teil Kevin erschreckt hatte, fand er ihre neue Stärke anziehend. Er bekam noch mehr Angst, sie zu verlieren. Diese nicht unrealistische Angst hielt auch seine Motivation aufrecht, mit seinen Teilen zu arbeiten. Dabei war, zu mir zu kommen, das Letzte, was er gewollt hatte. Kevin fühlte sich von Helens Wut weniger angegriffen. Daher fiel es seinen

Beschützern leichter, uns zu erlauben, uns auf seine Themen zu konzentrieren, statt darauf, was sie ihm antat und wie sehr sie sich verändern müsste.

Die Paartherapie-Sitzungen

Als sowohl Kevin als auch Helen selbstgeführter wurden, gingen wir zu mehr Paartherapie über. Dazwischen fanden nur noch gelegentlich Einzelsitzungen statt. Manchmal sind Paare wie die Bradys anfänglich so polarisiert, dass kein Partner in der Lage ist, seine Teile in Gegenwart des anderen zu kontrollieren. Dann gehe ich nach und nach von der Einzel- zur Paar-Arbeit über. Meiner Meinung nach ist es nicht nur sinnlos, Paare in jeder Sitzung aufeinander losgehen zu lassen, es richtet auch Schaden an. Die Verbannten jedes Partners werden immer weiter verletzt und ihre Beschützer treten in der Folge immer extremer auf. Ob am Anfang der Therapie Paarsitzungen möglich sind, hängt nicht davon ab, wie zerstritten Paare sind und wie konfliktträchtig deren Beziehung ist. Es hängt vielmehr davon ab, ob die Teile der Partner ihnen trotz ihrer intensiven Gefühle genug vertrauen, um zurückzutreten, und dem Paar in den Sitzungen erlauben, sich von Selbst zu Selbst zu begegnen. Wenn das der Fall ist, fühlen sich Partner häufig sicher genug, ihre eigene Verletzlichkeit in Gegenwart des anderen zu zeigen. Dann muss ich sie nicht trennen. In diesen Sitzungen arbeite ich manchmal mit einem Partner allein, so, wie ich es mit Kevin getan habe, während der andere zuschaut. Das kann tiefgreifende Auswirkungen auf beide Partner haben.

Das Gefühl von Nähe kann sich enorm vertiefen, wenn ein Partner Teile von sich zeigt, für die er oder sie sich vor dem anderen schämt – besonders wenn der andere in Selbstführung bleiben kann. Wenn der Zeuge den, der sich offenbart, akzeptiert und ihm liebevoll begegnet, fühlt derjenige eine enorme Erleichterung und Begeisterung: Etwas, das für ihn mit Scham besetzt war, wird akzeptiert. Er verspürt Dankbarkeit dem Zeugen gegenüber. Der Zeuge wird dem Offenbarenden gegenüber empathischer. Er oder sie fühlt sich privilegiert, ins innere Allerheiligste des Offenbarenden eintreten zu dürfen.

Die Verbindung vertieft sich, wann immer ein Teil, der zuvor versteckt war, in den Strom der liebenden Verbindung von Selbst zu Selbst eingebracht wird. Das trifft besonders auf jene Teile zu, für die wir uns am meisten schämen oder von denen wir denken, dass der andere sie am meisten verachtet. Wenn Helen im Raum gewesen wäre, als Kevin seinen Siebenjährigen in der Kühlschrankverpackung fand, wäre sie unter normalen Umständen zutiefst berührt davon gewesen. Kevins Verhalten, sich zu distanzieren und sie zu kritisieren, hatte sie bisher so gequält. Dadurch hätte sie es neu verstanden. Wenn sie Kevin sowohl ihr Mitgefühl für diesen Jungen als auch ihr neues Verständnis für ihn mitgeteilt hätte, hätte Kevin sich in einer nie zuvor da gewesenen Weise gesehen und geliebt gefühlt.

Ich hatte das Privileg, solche Prozesse unzählige Male zu ermöglichen. Ich bin dabei jedes Mal zu Tränen gerührt. Dieser Prozess ist allerdings störungsanfällig, wie es bei allen kostbaren Dingen der Fall ist. Es muss sorgfältig sichergestellt werden, dass er funktioniert. In den frühen Stadien der Therapie wäre es Helen nicht möglich gewesen, den Prozess von einem selbstgeführten Ort aus zu bezeugen. Kevin wiederum wäre es nicht möglich gewesen, in ihrem Beisein eine solche Verletzlichkeit einzugestehen. Helens Beschützer hatten es erst kurz zuvor geschafft, ihre fürsorglichen Teile außer Kraft zu setzen. Sie hätten ihr niemals erlaubt, ihr Herz für ihn zu öffnen, es sei denn, er hätte sich ausreichend verändert. Kevins Beschützer hatten große Angst vor Helens Beschützern. Sie hätten in ihrer Gegenwart ihre Wache niemals aufgegeben. Hätte Kevin sich ihr aus seiner Verzweiflung heraus so verletzlich gezeigt und hätte Helen, entweder in der Sitzung oder zu Hause, aus ihren kalten und kritischen Teilen heraus darauf reagiert, hätte das seinen Siebenjährigen tief bestürzt. Seine Beschützer hätten ihn dafür kritisiert, sich dermaßen geöffnet zu haben. Sie hätten sich geschworen, so etwas nie wieder zuzulassen.

Deshalb ist es von enormer Bedeutung, wann man Paare dazu ermutigt, sich einander so verletzlich zu zeigen. Ich habe mit heftigen Rückschlägen und Gegenreaktionen Lehrgeld dafür bezahlt, Partner zu früh dazu zu ermutigen. Wenn ich nicht sicher bin, ob sie von ihrem Selbst aus bezeugen können, bleibe ich lieber vorsichtig. Dann helfe ich beiden dabei, sich ihrer eigenen Teile anzunehmen, bevor ich sie darum bitte, die des anderen zu bezeugen.

Irgendwann spürte ich, dass es möglich war, Kevin und Helen wieder in ihre Selbstführung zurückzubringen, wenn einer ihrer Teile in einer Sitzung die Führung übernahm. Daraufhin erhöhte ich die Anzahl der Paartherapie-Stunden. Am Anfang sprachen wir über ihre aktuellen Themen wie Trennung, Kinder und Geld. Ich bat sie um Erlaubnis, »Teile-Detektor« zu werden. Das bedeutet, die Interaktion sofort zu stoppen, sobald ich bemerke, dass ein Teil bei einem der beiden die Führung übernimmt. Dann bitte ich sie darum, ihre Aufmerksamkeit nach innen zu richten – auf die eigenen getriggerten Beschützer.

Das Zentrum des Sturms sein

Manchmal spricht man mit jemandem, der intensive Gefühle bei Ihnen triggert. Dann haben Sie für gewöhnlich nicht den Luxus, dieser Spur nach innen zu folgen, um Ihre Verbannten zu entdecken und zu heilen. Stattdessen müssen Sie sich in diesem Moment mit Ihrem Gegenüber herumschlagen. Dabei fühlt sich etwas in Ihnen wie ein Inferno in Ihrem Bauch, ein riesiger Felsbrocken auf Ihrer Brust oder eine Explosion in Ihrem Gehirn an. Sie müssen ruhig bleiben, auch wenn der Drang, dieser Person ins Gesicht zu schlagen oder aus dem Raum zu rasen, immer überwältigender wird. Sie müssen selbstsicher wirken, auch wenn Ihre Knie einknicken und Ihre Hände zittern und schwitzen. Sie müssen klar denken und sprechen, selbst wenn Ihr Geist voller panischer und ängstlicher Stimmen ist, die alle gleichzeitig schreien, oder wenn Sie einen Blackout haben. Sie wissen, wie wichtig es ist, dass Sie Ihr Herz offenhalten und zuhören. Selbst wenn alles, was Sie hören, Ihre eigenen Teile sind, die sich darüber beschweren, wie verletzt oder wütend sie sind.

In solchen Situationen sind die meisten Menschen erleichtert, wenn sie in der Lage sind, vorzugeben, die Kontrolle zu haben. Vielen gelingt es, ihre extremen Impulse davon abzuhalten, die Oberhand zu gewinnen. Sie sind glücklich, dass sie nichts sagen oder tun, das sie später bereuen würden. Ist es aber auch möglich, nicht nur vorzugeben, selbstsicher, voller Mitgefühl, klar und ruhig zu bleiben, sondern wirklich in diesem Zustand zu sein, sogar während Sie sich gleichzeitig höchst angegriffen fühlen? Da wir aufgrund unserer Sozialisation glauben, dass wir aus einer einzigen Persönlichkeit bestehen, ist diese Idee den meisten von uns fremd. Sie sind entweder wütend oder ruhig. Wie können Sie beides gleichzeitig sein? Sobald Sie Ihre Teile und Ihr Selbst kennenlernen, werden Sie erkennen, dass es in der Tat möglich ist. Ihr Selbst wird zum Zentrum des Sturms. (Anmerkung der Redaktion: Im Original schreibt Schwartz »being the ›I‹ in the storm«. Er spielt mit dem Gleichklang von »I« wie »Ich« und »eye« wie »Auge«, da man im Amerikanischen das Zentrum als Auge des Sturms bezeichnet.) Ihr Selbst ist das ruhige Innere des Tornados Ihrer getriggerten Teile – und des äußeren Hurrikans der aufgebrachten Teile der Menschen um Sie herum.

Um diesen Zustand zu erreichen, müssen Sie das Gegenteil von dem tun, was Sie für gewöhnlich tun. Üblicherweise spüren Sie den Impuls, um sich zu schlagen. Sie versuchen dann voller Scham, diesen Impuls zu kontrollieren: »Ich bin schlecht, weil ich so wütend bin.« Sie können auch eine Einschüchterungstaktik wählen: »Ich werde den anderen vernichten.« Oder Sie verharmlosen: »Es ist ja keine große Sache.« All das führt zu einer inneren Polarisierung. Die wütenden Teile fühlen sich nicht berücksichtigt und die Beschützer sind mit der Verantwortung überlastet, die Situation zu kontrollieren. Wenn Sie sich stattdessen sofort voller Mitgefühl und Vertrauen dem Impuls widmen, können Sie innerlich sagen: »Ich bemerke, dass dich das sehr aufregt. Ich kann aber damit umgehen. Lass mich jetzt für dich sprechen und wir werden später darüber reden, wie wir weiter vorgehen.« Durch eine solche Ansprache sind Teile oft in der Lage, nicht vollkommen mit Ihnen zu verschmelzen. Sie können als Ihr Selbst sogar bei Ihrem Partner bleiben, während ein Teil in Ihnen wütet. Später, wenn Sie allein sind, können Sie mit dem Teil über alle seine Bedenken sprechen, einen Plan erstellen oder ihm helfen, sich zu entlasten. Wenn Sie gegenüber einer anderen Person, die Sie provoziert, in Selbstführung bleiben, möchten Sie diesen Menschen nicht dazu bewegen, sich zu verändern. Die Veränderung ist oft ein glücklicher Nebeneffekt, weil Ihr Selbst das Selbst der anderen Person möglicherweise herauslockt. Stattdessen bleiben Sie allein für sich in Selbstführung: für das Wachstum, das daraus entsteht, Ihren Teilen zu zeigen, dass sie Ihnen vertrauen können.

Für die Teile sprechen statt aus ihnen heraus

Es ist ein wichtiger Aspekt der Selbstführung, wenn Sie für Ihre getriggerten Teile sprechen statt aus ihnen heraus. Jede Botschaft hat zwei Komponenten: den Inhalt (die tatsächlichen Worte) und die Energie hinter den Worten. Wenn Ihre Beschützer aufgebracht sind und direkt mit einer anderen Person sprechen, werden sie immer Teile im anderen heraufbeschwören. Wenn Sie andererseits Ihrem Beschützer zuhören und dann für ihn sprechen, von Ihrem Selbst aus, dann kommt die Botschaft ganz anders an, selbst wenn Sie für die Botschaft Ihrer Teile dieselben Worte verwenden. Ihre Worte verlieren ihre verurteilende Schärfe oder ihre abschreckende Verzweiflung und Zwangsläufigkeit. Stattdessen werden Ihr Respekt und Ihr Mitgefühl für den anderen Menschen sowie der Mut Ihrer Überzeugung transportiert.

Thomas Merton, ein katholischer Theologe, übersetzte eine taoistische Geschichte, die das gut illustriert:

> *»Wenn ein Mensch einen Fluss überquert und ein leeres Boot mit seinem Ruderboot zusammenstößt, dann wird er nicht sehr wütend werden, auch wenn er üble Laune hat. Wenn er allerdings einen Mann im Boot sieht, dann wird er ihn anschreien, er solle einen Bogen um ihn machen. Wenn der Schrei nicht gehört wird, wird er noch einmal schreien und noch einmal und zu fluchen beginnen.*

Und all das nur, weil jemand im Boot sitzt. Wäre das Boot leer, würde er nicht schreien und er wäre nicht wütend. Wenn es Ihnen gelingt, Ihr eigenes Boot zu leeren, während Sie den Fluss der Welt durchqueren, wird Ihnen niemand entgegenstehen. Niemand wird Ihnen Schaden zufügen wollen … So ist der perfekte Mensch:
Sein Boot ist leer.«[34]

Helfen Sie Ihren Teilen, sich zu entspannen. Wenn sie nämlich darauf vertrauen, dass Sie für sie sprechen, werden Sie zu einem leeren Gefäß. Dann können Sie mit anderen Menschen zusammenstoßen, ohne dass sie sich erniedrigt, unter Druck gesetzt oder abgewiesen fühlen. Sie müssen nicht mit ihnen konkurrieren oder sich sonst wie schützen. Sie haben Ihr Boot von egoistischen Teilen geleert, es allerdings als leer zu bezeichnen, führt in die Irre. Ihr geleertes Gefäß ist mit Selbstenergie gefüllt. Selbstenergie hat eine besänftigende Wirkung auf alle Teile, die sie berührt – ganz gleich, ob sie in Ihnen oder in einer anderen Person sind.

Wenn Ihre Teile darauf vertrauen, dass Sie ihr Sprachrohr sind, fühlen sie sich weniger genötigt, die Führung zu übernehmen und im Kontakt mit Menschen zu explodieren. Sie wollen eigentlich nur eine Stimme haben, von Ihnen gehört werden. Sie sollen anderen gegenüber ihre Position vertreten. So wie Menschen, die nicht authentisch sind und sich nicht selbst äußern können, brauchen auch die meisten Teile keinen dramatischen, kathartischen Ausdruck. Sie brauchen nur Anerkennung und Vertretung.

Selbstführung als Möglichkeit der Interaktion

Paare können in Konfliktsituationen immer zu den beiden Praktiken greifen: das Zentrum des Sturms bleiben oder das leere Gefäß sein, das heißt: für ihre Teile sprechen statt aus ihnen heraus. Dazu sind folgende Schritte nötig: Wenn Sie zu streiten beginnen, kann jeder von Ihnen zunächst eine Pause machen, sich nach innen konzentrieren und die ausgelösten Teile finden. Dann können Sie die Teile dazu auffordern, sich zu entspannen und Ihnen zu erlauben, dass Sie für sie sprechen, dem Partner berichten, was Sie in sich gefunden haben (für Ihre Teile sprechen) und dem Partner schließlich aus einem offenherzigen Selbst heraus zuhören.

Wenn ein Paar zerstritten ist und beide sich nach innen konzentrieren, können beide gewöhnlich nur Beschützer wahrnehmen. Wenn es sich sicher genug anfühlt, kann es sehr lohnend sein, einen Schritt weiterzugehen – hin zur Verletzlichkeit. Dazu ist es erforderlich, sich lange genug nach innen zu konzentrieren. Dann können Sie Ihre Verbannten, die von ihren Beschützern bewacht werden, kennenlernen und Ihrem Partner von diesen Kellerkindern erzählen. Sobald ein Partner den Mut hat, die Verletzlichkeit zu enthüllen, die seine Beschützer heraufbeschwört, entspannt sich die Atmosphäre meistens sofort. Das Paar geht in eine Kommunikation von Selbst zu Selbst.

Manchmal ist das nicht möglich, da Ihre Beschützer nicht bereit sind, Ihre Verbannten freizugeben. Manchmal enthüllen sie die Verbannten zwar Ihnen gegenüber, fühlen sich in der Beziehung allerdings nicht sicher genug, um Ihrem Partner davon zu berichten. Das ist wirklich nicht immer sicher. Ihr Partner kann Teile in sich tragen, die automatisch mit Verachtung auf Verletzlichkeit reagieren. Er kann auch Ihre Offenheit bei einem nachfolgenden Streit gegen Sie verwenden. Wenn das der Fall wäre, würde ich zuerst mit jedem Partner getrennt arbeiten, bevor ich eine solche Öffnung anrege.

Nach einem Monat Therapie war Kevin auf Helens Wunsch hin ausgezogen und hatte sich eine Wohnung gesucht. Jetzt wollte er wieder zurück nach Hause. Er sagte, er habe bereits einige Monate Therapie hinter sich, schätze diese selbst als schwierig und zugleich hilfreich ein und er fühle sich einsam. Er erklärte Helen mit untypischer Sanftheit in der Stimme, dass er sie vermisse. Es klang so, als würde er es ernst meinen. Helen war dazu nicht bereit. Sie meinte, sie könne zwar Veränderungen in seinem Verhalten ihr gegenüber wahrnehmen, zweifle allerdings daran, dass er diese aufrechterhalten könne. Sie befürchtete im Falle seiner Heimkehr einen Rückfall, sobald er sich wieder wohlfühle, auch wenn er sich jetzt noch bemühte.

Das Paar sprach in einem ganz anderen Tonfall miteinander als in früheren Sitzungen. Die beiden gingen mit einem extrem heiklen Thema sehr sorgfältig und achtsam um. Es rührte mich, als ich ihre tastenden Versuche verfolgte, hinter ihren Burgmauern hervorzulugen und sich einander auf Zehenspitzen zu nähern. Kevins Kontrolleur konnte sich allerdings plötzlich nicht mehr zurückhalten und übernahm die Führung.

Helen hatte gerade wiederholt, dass sie diese neue Version von Kevin sehr gerne mochte, als Kevins Tonfall sich abrupt veränderte. In einer Helen und inzwischen auch mir sehr vertrauten Stimme sagte er wütend, er glaube, sie genieße es, ihn so zu quälen. Sie wolle Rache nehmen, indem sie ihn nicht mehr ins Haus lasse. Helen sah aus, als hätte ihr jemand in den Magen getreten. Ich forderte Kevin streng auf, nicht weiterzusprechen, und bat beide, sich nach innen zu konzentrieren, um die Teile zu finden, die in diesem Moment »anwesend waren«.

Wenn man Paare dabei unterstützt, sich nach Jahren von Schmerz und Distanz wieder mehr füreinander zu öffnen, gibt es eine riesige Gefahr. Wenn ein Paar sich hinter seine Burgmauern verschanzt, während es seine Beziehung führt, dann verläuft das Leben zwar nicht großartig, die Verletzungsgefahr ist allerdings viel geringer, als wenn beide ihre Vorsicht aufgeben. Zuvor isolierte Verbannte kommen zuversichtlich, aber unerfahren und ungeschützt ins Freie. Die schmerzlichen Worte des Partners sind zuvor an ihren Burgmauern abgeprallt. Jetzt wirken sie wie körperliche Schläge für die eigene enthüllte Verletzlichkeit. Im Gegensatz zu vielen Paartherapeuten und -therapeutinnen ermutige ich Paare deshalb nicht dazu, sich füreinander zu öffnen, solange ich nicht das Vertrauen habe, dass sie von den Beschützern ihrer Partner nicht zerstört werden. Deswegen hatte ich Helen und Kevin während der Monate, als ich hauptsächlich im Einzelsetting mit ihnen gearbeitet hatte, nicht dazu aufgefordert, irgendeine Form von Nähe zu suchen. Ich wartete mit diesem Vorschlag, bis ich daran glaubte, dass sie in der Lage waren, ihre inneren Wunden selbst zu heilen. Sie schafften es, in die Selbstführung zurückzukehren, wann immer sie sich gegenseitig verletzten.

Als Kevins und Helens Augen geschlossen waren, bat ich sie, sich so lange nach innen zu konzentrieren, bis sie die aktivierten Beschützer sowie die Teile, die diese Beschützer bewachten, gefunden hatten. Zusätzlich bat ich sie, erst dann wieder zurück in die Außenwelt zu kommen, wenn sie für ihre Teile sprechen konnten. Kevin öffnete nach wenigen Minuten seine Augen. Helen blieb beinahe zehn Minuten mit ihrer Aufmerksamkeit nach innen gerichtet, während Kevin und ich warteten.

Kevin sagte, er habe den kontrollierenden Teil gefunden, von dem er überwältigt worden war. Er entschuldigte sich bei Helen dafür, dass er ihm das erlaubt hatte. Er erzählte, dahinter sei ein einsames Baby gewesen, das er bis dahin noch nicht gekannt hatte. Der Kontrolleur sagte ihm, er könne die langen einsamen Wochenenden nicht länger ertragen. Das Baby würde verzweifeln, wenn er keinen zwischenmenschlichen Kontakt habe. Es begann, sich immer wertloser zu fühlen, und geriet in Todesangst. Als Helen sich trotz Kevins respektvoller und liebevoller Bitte, nach Hause kommen zu dürfen, nicht hatte umstimmen lassen, fühlte sich der Kontrolleur, als hätte er keine Wahl. Er musste übernehmen und die alte Beschuldigungstaktik ausführen, die früher funktioniert hatte. Er wusste nicht, wie er ein weiteres leeres Wochenende überstehen sollte.

Helen nahm seine Entschuldigung gerne an und sagte, sie habe dieses verzweifelte Baby in ihm oft gespürt. Sie sagte, ihr wütender Teil habe sie sofort bombardiert, als sie in sich gegangen sei. Er habe gesagt: »Siehst du, ich habe dir doch gesagt, dass er sich überhaupt nicht verändert hat! Er ist noch immer ein Tyrann. Du hättest dich nie öffnen sollen und du solltest es nie wieder tun!« Sie brauchte geraume Zeit, um diesen Beschützer so weit zu beruhigen, dass er ihr Zugang zu dem jüngeren Teil gewährte, der von Kevins Ausbruch tief betroffen war. Als Helen dieses Mädchen zum ersten Mal gesehen hatte, war es starr wie in einem Schockzustand gewesen. Helen war allerdings in der Lage gewesen, es zu halten. Nun konnte sie es an unsere Abmachung erinnern, dass Helen auf das kleine Mädchen achten würde, unabhängig davon, was Kevin tat. Helen hatte selbst die Hauptverantwortung dafür übernommen, sich um ihre Verbannten zu kümmern. Als der wütende Teil bemerkte, dass Helen das Mädchen beruhigen konnte, entspannte er sich zunehmend. Er ließ Helen zurückkommen, damit sie Kevin gegenüber für ihre Teile eintreten konnte.

Kevin sagte, er habe nicht gewusst, dass sein Kontrolleur eine derartige Wirkung auf Helen habe, denn er erlebe sie immer nur wütend. Das ist ein übliches Problem, wenn Paare streiten. Da ihre Beschützer die üblichen Schlachten veranstalten, sieht keiner der Beteiligten den Schaden, den die Beschützer im Hintergrund verursachen. Es ist, als ob die Luftwaffe ein Land bombardiert und wir nie die Videos der brennenden Häuser sehen. Es ist viel schwieriger, für den Krieg zu sein, wenn man sich seiner wirklichen Auswirkungen bewusst ist. Dabei ist es egal, ob der Krieg zwischen Nationen oder einzelnen Menschen stattfindet. Deswegen entspannt es die Situation sofort, wenn nicht nur Beschützer, sondern auch Verbannte enthüllt werden. Durch diese Information verlor Kevins inneres Verteidigungsministerium sehr viel Einfluss auf ihn. Er beteuerte Helen, er werde mit diesem Baby arbeiten, um seinen Kontrolleur weiter zu entschärfen.

Das war eine wichtige Aussage. In solchen Situationen ist die Versuchung für den angreifenden Partner groß, dem anderen zu versprechen, seine schmerzerzeugenden Teile zu kontrollieren. Solange Kevins Baby allerdings nicht geheilt war, würde er seinen Kontrolleur wahrscheinlich nicht davon abhalten können, Helen zu tyrannisieren – selbst wenn er wusste, wie sehr sie das verletzte. Würde er sein Versprechen brechen, würde Helen das noch tiefer verletzen. Sie würde denken: »Jetzt weiß er, wie sehr er mich damit verletzt, und macht es trotzdem immer wieder.«

Das ist eines der Kennzeichen von IFS: Wir erwarten von einem Beschützer nicht, dass er sich verändert, solange der Verbannte, den er beschützt, nicht geheilt ist, sodass der Betroffene weniger Schutz braucht. Dieses Bewusstsein kann über Schwierigkeiten hinweghelfen. Paare geraten in sie hinein, wenn der eine vom anderen Partner erwartet, dass er seine Beschützer kontrollieren kann, und ständig enttäuscht wird, wenn es nicht gelingt.

Ich sagte zu Helen, sie solle nicht erwarten, dass Kevins Kontrolleur vollkommen aus ihrem Leben verschwinden würde, bevor er diese Arbeit getan hatte. Sie antwortete, dass sie ihm gegenüber jetzt weniger verletzlich sei, da sie nun ihre Teile trösten könne. Sie wollte allerdings noch immer nicht, dass er ins Haus zurückkehrte, bevor er Fortschritte bei seiner inneren Arbeit gemacht hatte. Kevin war jetzt damit einverstanden und meinte, er wolle erreichen, dass ihm das Alleinsein nicht mehr so viel ausmache.

Das ist ein gutes Beispiel für die Macht des Teile-Aufspürens, wenn Paare in einen Konflikt geraten. Es bedarf nur eines simplen Aktes, um ein potenzielles Desaster in eine Gelegenheit zu verwandeln. Vertrauen und das Verständnis füreinander können dann vertieft werden. Dieser Akt erfordert, jeden Partner dazu zu bringen, im Konfliktgespräch innezuhalten, nach innen zu horchen und für seine Teile zu sprechen statt aus ihnen heraus. Wie Gottman herausfand, verletzen Paare sich immer, wenn sie miteinander streiten. Das Ziel ist nicht, ihnen beizubringen, fair zu streiten. Es geht darum, ihnen zu helfen, den angerichteten Schaden in sich selbst zu beheben und danach die Verbindung von Selbst zu Selbst zwischen ihnen wiederherzustellen. Wenden wir uns nun diesem Wiedergutmachungsprozess zu.

Wiedergutmachung

John Gottmans Forschungen haben gezeigt, dass an der Art des Streits weniger die Eheprobleme abgelesen werden können als die Zeit, die das Paar braucht, um wieder auf den richtigen Weg zu kommen. Will man einem Paar helfen, dann liegt der Schlüssel dazu weniger darin, die Zahl oder sogar die Intensität seiner Streitereien zu reduzieren, als darin, den Wiedergutmachungsprozess nach einem Streit zu verbessern. Bei Streitgesprächen neigen extreme Beschützer beider Partner dazu, die Verbannten des anderen zu terrorisieren. Das vermehrt die Lasten von beiden und lässt den anderen gefährlich erscheinen. Wenn jeder Partner nach dem Streit rasch die Selbstführung wiedererlangt, dem anderen Raum gibt, über die Auswirkungen des Streits auf seine Verbannten zu sprechen, und sich dann aus tiefstem Herzen bei diesen verletzten Teilen entschuldigt, geht keiner mit zusätzlichen Lasten daraus hervor.

Wenn die Wiedergutmachung zeitnah passiert, gewinnt das Paar zusätzlich das Vertrauen, dass die Dinge zwar schwierig sein können, sie sich aber schnell davon erholen. Dieses Wissen hilft ihnen, nicht in Panik zu geraten, wenn ihre Beschützer sich in einem konflikthaften Muster verfangen. Oft ist es nicht der Konflikt an sich, der das Streiten so beängstigend macht – es ist die Befürchtung, dass er zu Tagen oder Wochen der Distanz und gegenseitiger Verachtung führen wird. Sobald ein Paar das Vertrauen gewonnen hat, dass der Bruch in seiner Verbindung nur vorübergehender Natur ist, ist es viel leichter, ein bestimmtes Maß an Selbstführung aufrechtzuerhalten. Das gilt selbst, wenn Beschützer aktiv sind. Ich werde den Wiedergutmachungsprozess in einem nachfolgenden Kapitel detaillierter beschreiben.

Das Zentrum des Sturms bleiben

In der darauffolgenden Woche tauchte Kevins Kontrolleur einige Male auf. Allerdings war irgendetwas anders. Er sagte, er könne wahrnehmen, wie der Kontrolleur in seinem Bauch aufwalle. Er versuchte mehrmals, ihn davon abzuhalten, die Oberhand zu gewinnen, allerdings ohne Erfolg. Während er Helen schikanierte, nahm Kevin allerdings gleichzeitig die Beobachterposition ein und dachte, er brauche möglicherweise Distanz von ihr, da er sich in der Sitzung so verletzlich gezeigt hatte. Kevin berichtete, dass es eine merkwürdige Erfahrung sei, gleichzeitig die Verachtung des Kontrolleurs und die Ruhe seines beobachtenden Selbst zu fühlen.

Helen machte eine ähnliche Erfahrung. Sie spürte sofort nach Kevins Übergriff ihre Wut mit all ihren körperlichen Begleiterscheinungen aufsteigen. Gleichzeitig erlebte Sie sich irgendwie neben dem Ganzen stehend und nach innen sprechend. Sie sagte, sie habe ihre Wut daran erinnert, dass ich Kevins Verhalten vorausgesagt hatte und dass sein Kontrolleur einfach sein Ding durchzog. Nach mehreren schärferen Wortgefechten beruhigten sich beide schnell und begannen mit der Wiedergutmachung. Während dieses Prozesses sprach Kevin über die Angst seines Kontrolleurs, weil er sich in der Sitzung so entblößt hatte.

Die meisten Menschen mit empfindlichen Verbannten verschmelzen vollkommen mit einem Beschützer, sobald er sie überwältigt. Es findet ein wichtiger Wandel statt, wenn Sie in der Lage sind, eine Art duales Bewusstsein aufrechtzuerhalten. Dann wissen Sie irgendwo tief innen, dass es sich um ein vorübergehendes Kidnapping handelt – selbst wenn Sie den Teil nicht aufhalten können: Gewitterwolken bedecken zwar den Himmel, die Sonne wird allerdings bald wieder scheinen.

Wenn Sie auf diese Weise im Zentrum des inneren und äußeren Sturms bleiben, gelingt es Ihnen, eine Perspektive einzunehmen, die den Teufelskreis unterbricht, der Paare wochen-, monate- oder sogar jahrzehntelang streiten lässt. Sie können die anderen Beschützer, die üblicherweise einspringen – Hoffnungslosigkeit, Verlustangst, Selbstabwertung oder das Gefühl, in der Falle zu sitzen – davon abhalten, die Situation noch weiter zu eskalieren. Stattdessen kehren Sie schnell wieder in die Selbstführung zurück und streben eine Wiedergutmachung an. Mit der Zeit wird es Ihnen gelingen, Ihre Beschützer zum Schweigen zu bringen, noch bevor sie die Führung übernommen haben. Allerdings gelingt das erst, wenn Ihre Verbannten sehr viel weniger verletzlich sind.

In der darauffolgenden Woche berichtete Helen, Kevins Beschützer sei von Zeit zu Zeit zum Vorschein gekommen. Es sei ihr allerdings einige Male gelungen, nicht in die Falle zu tappen. Stattdessen habe sie Kevin entschlossen daran erinnert, nicht mehr so mit ihr zu reden – und zwar ohne den üblichen Emotionsausbruch. Stattdessen blieb ihr Herz für ihn offen. Selbst als sie ihm Einhalt gebot, tat es ihr leid, dass er noch immer so zerbrechlich war, dass er sich auf den Kontrolleur stützen musste. Kevin erinnerte sich ebenfalls ganz genau an diese Vorkommnisse. Er sagte, es habe ihn überrascht, dass sein Kontrolleur sofort an Macht verlor, wenn Helen ihm ruhig und klar begegnete. Da er nicht mehr von Helens Reaktion gespeist wurde, klang er ab. Er scherzte, dass er Helens Fähigkeit, ihn aufzuhalten, sehr sexy fand.

Wenn Sie selbst die Hauptverantwortung für Ihre Teile übernehmen

Was Helen und Kevin gelernt haben, ist ein allgemein übliches Phänomen bei Konflikten. Wenn extreme Teile auf ein Selbst treffen, wird ihnen die Kraft entzogen. Wenn ein Partner folglich selbstgeführt bleibt und der Einladung zum üblichen Tanz nicht folgt, wird das Muster unterbrochen. Manchmal wird der gereizte Partner die Situation anfänglich eskalieren, um den anderen in den Kampf hineinzuziehen. Gelingt es seinem Gegenüber allerdings, konsequent zu bleiben, hat das Spiel sich verändert. Noch mal: Im Angesicht der Beschützer Ihres Partners selbstgeführt zu bleiben, ist sehr schwierig. Zuerst müssen Ihre Teile darauf vertrauen, dass Sie die Hauptverantwortung dafür übernehmen, für sie da zu sein. Helen war in der Lage, selbst für ihre Verbannten zu sorgen. Wenn es Ihnen wie ihr gelingt, sich zumindest etwas von dem zu geben, das Sie brauchen, erscheinen die Ausbrüche Ihres Partners eher wie die kindlichen Wutausbrüche, die sie auch sind. Sie sind keine Bedrohung mehr für Ihr Wohlbefinden. Obendrein werden Sie viel attraktiver für Ihren Partner.

Der Autor John Welwood fasst diesen Prozess folgendermaßen zusammen: »Wenn ich keine spirituelle Sehnsucht an meinen Partner hänge, befreit ihn das von der großen Last, mein Leben funktionieren zu lassen, meinen Abgrund zu füllen und das Mittel meiner Erlösung zu sein. Ich bin frei, ihn als wirklichen Menschen zu betrachten und zu lieben. Ich kann die wirklichen Geschenke, die er in mein Leben bringt, wertschätzen.«[35] Als Kevin Helen sagte, er würde mit diesem Baby arbeiten, nahm er ihr die Last von den Schultern, es selbst zu tun. Er begann, die »Mutter-Übertragung« aufzugeben, die ihn davon abhielt, sie wirklich zu sehen.

Zusätzlich erzeugen beide Partner keine Neo-Verbannten in der anderen Person mehr, da sie jeweils selbst ihren Teilen beistehen. Zuvor war es ihnen wichtig, dass ihre Partner bestimmte Teile loswerden, da ihre Verbannten unsicher und verletzlich waren. Ihre Beschützer wollten den Partner dazu bringen, nur auf ganz bestimmte Weise für diese Verbannten zu sorgen. Wenn Ihnen Ihre Verbannten vertrauen, wird das Verhalten Ihres Partners weniger eine dringliche Angelegenheit als etwas, demgegenüber Sie neugierig sein können.

In einer späteren Sitzung war Kevin in der Lage, sich dem Baby anzunähern und es zu lieben. Helen beobachtete ihn dabei. Er bezeugte Situationen, in denen das Baby verzweifelt in einem Kinderbett weinte. Niemand kam, um es zu trösten. Er sagte, er wisse bereits, dass seine Mutter eine postpartale Depression gehabt habe, hätte aber nie viel darüber nachgedacht. Jetzt ging er in die Szene hinein, nahm das Baby an seine Brust und weinte ungeniert. Ich betrachtete Helen, als er diese Situation schluchzend beschrieb. Sie weinte leise. Als Kevin damit fertig war, das Baby zu retten, kam Helen nah an ihn heran. Sie sagte ihm, wie bewegt sie sei und wie sehr sie sich im Laufe der Jahre danach gesehnt habe, diese mitfühlende Seite an ihm zu sehen. Sie habe gewusst, dass sie irgendwo in ihm stecke. Sie drückte auch tiefes Bedauern darüber aus, dass er als Baby so schwer gelitten hatte.

Kevin nahm Helens liebevolle Worte stumm in sich auf. Als sie über das Baby sprach, brach er erneut in Tränen aus. Sie hielt ihn im Arm. Währenddessen brach das gewaltige Klagen aus ihm heraus, das er schon seit Jahrzehnten zurückgehalten hatte. Ich weinte auch. Es bewegt mich zutiefst, wenn ich zuvor feindselige Paare auf diese Weise verbunden sehe.

Probleme vorhersehen

Helen hielt Kevin so lange im Arm, bis es beinahe Zeit war, die Sitzung zu beenden. Er schien benebelt und befangen und sagte, er sei erschöpft. Sie sagte, sie sei sehr glücklich. Ich sagte ihnen, dass es für mich wunderschön gewesen sei, dieser Sitzung beizuwohnen, und dass es von Bedeutung sei, zu wissen, dass dieser Grad von Verbundenheit möglich wäre. Ich fühlte mich allerdings gezwungen, sie vorzuwarnen. Ich wies sie darauf hin, dass ihre Beschützer wahrscheinlich überraschend heftig zurückkehren würden, sobald der andere die geringste falsche Bewegung machte. Schließlich hatten sie sich zuvor so verletzlich gezeigt. Da Kevin und Helen noch immer getrennt lebten, schlug ich sogar vor, dass sie ihren Kontakt bis zur nächsten Sitzung minimierten.

Mir gefällt es normalerweise überhaupt nicht, in das Privatleben von Menschen einzugreifen. Ich habe allerdings am eigenen Leib erfahren, dass solche Warnungen notwendig sind. Selbst wenn jeder Partner bereits intensiv daran gearbeitet hat, selbst die Hauptverantwortung für seine Teile zu übernehmen, kann ein »Durchbruch« wie in dieser Sitzung eine Falle sein. Die Beschützer sind höchst alarmiert. Wenn einer von ihnen wieder aktiv wird, könnte das zu einer Eskalation führen. Das würde beide davon überzeugen, dass die ganze Sitzung nur Heuchelei gewesen sei. Eine Eskalation kann trotz Vorwarnung passieren. Doch wenn ich sie vorhersage, kann ich sie in der nächsten Stunde normalisieren und damit möglicherweise eine Überreaktion verhindern. Oft ist nicht die anfängliche beschützende Reaktion das Problem. Die Hoffnungslosigkeit und Angst, die danach hereinbrechen, verursachen ein anhaltendes Überhandnehmen negativer Interaktionen. Mit meiner Warnung kann ich Paaren helfen, ihre Erwartungen herunterzuschrauben, und dadurch die endlose Kettenreaktion unterbrechen.

In der Paartherapie findet oft folgender Prozess statt: Die Partner machen ein paar Schritte aufeinander zu, werden dann ängstlich und gehen eine Zeit lang auf Distanz. Das ist ein natürlicher Prozess, den ich zu respektieren gelernt habe, statt zu versuchen, Paare in Richtung beständiger Nähe zu drängen.

Ich höre oft Klagen von einem Partner oder einer Partnerin, dass der andere jeden besser behandelt als ihn oder sie. Der Betroffene sagt, er könne das nicht verstehen, denn das Gegenteil sollte der Fall sein: Man sollte den Menschen, den man liebt, besser und nicht schlechter behandeln als alle anderen. Diese Klage ergibt Sinn, bis Ihnen klar wird, dass niemand Sie so sehr verletzen kann wie Ihr Partner. Wie zuvor erläutert, ist Ihr Partner der auserkorene Erlöser Ihrer Verbannten. Was er oder sie tut, berührt diese verletzlichen Teile von Ihnen mehr als alles, was jeder andere tut. Daher ist es unrealistisch, zu erwarten, dass Sie beide in der Lage sein werden, perfekte Gespräche von Selbst zu Selbst über heikle Themen zu führen. Zuerst müssen Sie beide selbst die Hauptverantwortung dafür übernehmen, sich um Ihre eigenen Teile zu kümmern. Die meisten Menschen haben viele Verbannte. Daher kann es ein langer Prozess sein, bis Sie dazu in der Lage sind. Inzwischen kann es Ihnen helfen, die Kunst der Wiedergutmachung zu beherrschen und im Zentrum des Sturms zu bleiben. Zusätzlich kann eine andere Perspektive Sie dabei unterstützen, den akkordeonartigen Rhythmus Ihrer Beziehung zu überstehen: Betrachten Sie Ihren Partner als einen wertvollen Tor-Mentor und wertschätzen Sie ihn als solchen.

Der Partner als Tor-Mentor

In der Regel löst Ihr Partner das in Ihnen aus, was in Ihnen Heilung braucht. Wenden Sie sich nach innen, sobald Sie von ihm verletzt wurden, und gehen Sie zu den Verbannten, die hinter den Beschützern verborgen sind. Das gibt Ihnen eine Landkarte an die Hand, die Sie direkt zu einer Art vergrabenem Schatz führt. Sie können Ihre Beziehung nutzen, um einen Zugang zu den Teilen zu finden, die in einer Therapie möglicherweise erst nach Jahren aufgespürt werden können. Sie weist auf Ihre Bindungsverletzungen hin (also auf die Verbannten, die belastet wurden, als Sie ein Kind waren, und die erlöst werden wollen). Es wird Ihr Leben enorm bereichern, wenn Sie diese Teile heilen – ganz gleich, was in Ihrer Beziehung passiert. Wenn beide Partner zu dieser Arbeit bereit sind, wird in einer Beziehung große Nähe möglich. Dann können Sie zum Selbst des anderen nach Hause kommen.

Im Gegensatz dazu führen die ständigen und vergeblichen Versuche, Ihren Partner oder Ihre Partnerin zu einer Veränderung zu zwingen, nur zu Verzweiflung. Wenn Sie lange genug aus den automatisierten Beziehungsmustern aussteigen können, um die Landkarte, die Ihnen Ihre Beziehung liefert, zu nutzen, kommen Sie zu den vergrabenen Schätzen und es gibt Grund zur Hoffnung. Dann erkennen Sie, dass Sie Ihren Partner nicht brauchen, um zu heilen oder damit er Sie vollständiger macht. Während Sie heilen, ist es gut möglich, dass einstige riesige Felsbrocken auf Ihrem Weg zu echter Nähe auf magische Weise zu Kieselsteinen zusammenschrumpfen.

In der Regel sind wir allerdings nicht gewillt, unseren Partner als wertvollen Tor-Mentor zu betrachten. Unsere Beschützer sind darauf ausgerichtet, die äußere Welt weniger bedrohlich zu machen. Sie halten sie von unserer Innenwelt fern. In uns liegen die Gefühle, die sie auf Abstand halten wollen. Warum sollten sie da hineingehen? Die meisten Menschen, die zu mir in die Paartherapie kommen, haben ausschließlich Interesse daran, dass ihr Partner sich verändert. Sie haben wenig Bewusstsein dafür, welche Schäden ihre eigenen Kanonenkugeln anrichten. Der zerstörerischen Kapazität ihres Partners sind sie sich dafür außerordentlich bewusst. Es ist natürlich, dass Ihre Teile lieber die äußere Bedrohung eliminieren wollen, als nach innen zu schauen. Es ist immer schwierig, jemanden zu motivieren, sich dem Schmerz im eigenen Inneren zuzuwenden, anstatt dessen erkannte Quelle im Partner zu attackieren. Warum sollten wir in den Kerker gehen, wenn die Burg belagert wird?

Die meisten Menschen tanzen beständig denselben Tanz – sogar mit unterschiedlichen Partnern –, da sie sich nie die Mühe machen, nach innen zu schauen. Sie suchen ihr Leben lang nach Erlösung, die sie in Wirklichkeit nicht brauchen. Sie sind von jedem auserkorenen Erlöser enttäuscht, den sie verändern möchten, damit er ihren Anforderungen entspricht. Sobald Menschen nach innen gehen und ihre Teile entlasten, können sie sich von diesem sich selbst erneuernden Fluch erlösen.

Eigentlich können wir jede Schwierigkeit im Leben, auf die wir extrem reagieren, als einen Weg zu Teilen benutzen, die geheilt werden müssen. Die buddhistische Nonne Pema Chödrön schreibt dazu: »Andere Menschen triggern das Karma, das wir nicht aufgearbeitet haben. Sie spiegeln uns und geben uns die Chance, uns mit all dem alten Zeug anzufreunden, das wir mit uns herumschleppen wie einen Rucksack voller Felsbrocken.« Weiter schreibt sie: »Die Idee des Karmas ist, dass Sie kontinuierlich die Lehren bekommen, die Sie brauchen, um Ihr Herz zu öffnen. In dem Grad, in dem Sie in der Vergangenheit nicht verstanden haben, wie Sie aufhören können, Ihre wunden Punkte zu schützen, wie Sie aufhören können, Ihr Herz zu panzern, erhalten Sie dieses Geschenk der Lehren in Form Ihres Lebens. Damit wird Ihnen alles gegeben, was Sie brauchen, um sich weiter zu öffnen.«[36] Chödrön bezieht sich auf den großen indischen buddhistischen Lehrer Atisha, der nach Tibet ging. Atisha wusste, dass er unbewusste blinde Flecken hatte, die er nur finden konnte, wenn er provoziert wurde. Er war beunruhigt, da er gehört hatte, dass die Menschen in Tibet gutmütig, flexibel und offen waren. Sie waren also nicht irritierend genug, um ihn in Rage zu versetzen. Deshalb nahm er seinen gemeinen bengalischen Tee-Jungen mit, von dem er wusste, dass er ihn dahin bringen konnte, wohin er gehen sollte. Es gibt eine ähnliche Geschichte über den Philosophen G. I. Gurdjieff. In einer spirituellen Gemeinschaft, die er führte, gab es einen alten, streitlustigen, selbstsüchtigen Mann, der alle anderen erzürnte. Als der Mann androhte zu gehen, bezahlte ihn Gurdjieff dafür, dass er blieb. Der Rest der Gruppe war erbost darüber, dass dieser widerliche Mann dafür bezahlt wurde, zu bleiben, während sie dafür zahlen mussten, dort zu sein. Gurdjieff sagte: »Dieser Mann ist wie Hefe für den Teig. Ohne ihn würden Sie nie etwas über Ärger lernen, über Reizbarkeit, Geduld und Mitgefühl. Deswegen müssen Sie bezahlen, während ich ihn bezahle.«[37]

Wir können die unausstehlichen Teile unseres Partners wie den bengalischen Tee-Jungen betrachten oder den widerlichen alten Mann: als unsere sogenannten Tor-Mentoren. Sie lehren uns etwas, indem sie uns quälen. Das heißt, unser Partner führt uns oft zu einer Goldader. Daher haben wir ihn unbewusst auch ausgesucht. Als wir Kinder waren, wurden uns beträchtliche Lasten auferlegt – entweder von einem Elternteil, von beiden oder von einer anderen Bezugsperson. Wir fühlten uns im Stich gelassen, bloßgestellt, verraten, vernachlässigt, genötigt, ignoriert, manipuliert, erstickt oder terrorisiert. Diese Erfahrungen vermittelten uns das Gefühl, ein wertloser Gegenstand zu sein oder ein höchst geschätzter – aber nur weil unsere Eltern uns brauchten, um sich wohlzufühlen. Viele von uns fühlten sich unsichtbar – als würde niemand unser Selbst sehen und stattdessen nur das, wie man uns haben wollte. Oder aber unsere Bezugspersonen verwechselten uns mit etwas im eigenen Inneren, das sie hassten. Wenn unser Partner etwas Ähnliches tut wie das, das wir in unserer Kindheit erlebt haben, triggert das unsere Teile, die in dieser Zeit stecken geblieben sind: unsere Schlüssel-Verbannten. So unangenehm unsere Partner auch sein können, sie sind unschätzbare Führer. Sie weisen auf die königliche Straße zur Heilung hin. Sie sind die besten Führer, viel besser als ärgerliche alte Männer oder Tee-Jungen.

Dieses Konzept des Partners als Tor-Mentor widerspricht vielen vorherrschenden Glaubenssätzen über Partnerschaften. Viele Menschen glauben, mit dem falschen Partner zusammen zu sein, wenn sie sich in ihrer Beziehung oft streiten. Verbindliche Partnerschaften sollen von liebevollen Momenten geprägt sein, schließlich haben wir unseren perfekt kompatiblen Seelenpartner gefunden. Unser Partner soll uns heilen und ganz machen, nicht bekämpfen oder einengen.

Die meisten meiner Klienten entdecken allerdings, dass es sich bei den vorherrschenden Glaubenssätzen um einen Trugschluss handelt. Selbst wenn ihr Partner völlig liebevoll mit ihnen umgeht, werden in ihnen Teile getriggert, die sich nicht liebenswert fühlen, die nicht darauf vertrauen, dass die Liebe andauern wird oder dass jemand, der sie liebt, ihre Liebe verdient. Aufgrund unserer Lasten und unserer Gründe für unsere Partnerwahl ist die Art und Weise von Bedeutung, wie unser Partner uns triggert. Es stellt sich bloß die Frage, ob wir die Beziehung nutzen wollen, um dunkle Kerker zu beleuchten, die wir entrümpeln müssen. Oder wollen wir es lieber vermeiden, in diese Kerker zu schauen, indem wir uns stattdessen auf ihn oder sie konzentrieren?

Aufwärtsspirale

Die Bradys waren noch einige Monate bei mir in der Paartherapie. Irgendwann bat Helen Kevin, nach Hause zu kommen. Ich war beeindruckt, als Kevin mit untypischer Sensibilität darauf reagierte. Er fragte sie mit großer Ernsthaftigkeit, ob sie sicher sei. Er sagte, er könne jetzt allein sein, ohne in Panik zu geraten, daher wolle er sie nicht unter Druck setzen. Helen sagte, sie meine es wirklich so. Jetzt, da er in der Lage wäre, sich selbst zu beruhigen, sei sie lieber mit ihm zusammen als jemals zuvor. Ihr Übergang zurück zum gemeinsamen Leben verlief nicht vollkommen reibungslos, sie kamen aber gut zurecht.

Sobald Paare ein bestimmtes Maß an Verbindung von Selbst zu Selbst aufrechterhalten können, beginnen sie, den Teufelskreis umzukehren: Sie starten eine Aufwärtsspirale. Sie fangen an, die gegenseitigen Bitten um Zuwendung eher zu akzeptieren, als abzulehnen. Sie erreichen ein sogenanntes Überwiegen »positiver Interaktionen«. Nach und nach beginnen sich die erwähnten neutralen Teile in der inneren Familie jedes Partners zu bewegen: von der Anti-Partner-Gruppe weg, hin zur Pro-Gruppe. Als Ihre Anti-Gruppe groß war und überwog, beurteilten Sie die gedankenlosen und verletzenden Verhaltensweisen Ihres Partners als grausam. Sobald Sie die gleichen Verhaltensweisen durch die liebenden Augen der Pro-Gruppe betrachten, werden sie zu akzeptablen Eigenarten. Während Sie zuvor Ihrem Partner oder Ihrer Partnerin keine Verschnaufpause gönnten, hat er oder sie jetzt unglaublich viel Spielraum. Sie können seine oder ihre Qualitäten, die Sie anfangs so anziehend fanden, wieder wahrnehmen.

Da Sie keinen Eiertanz mehr aufführen müssen, entspannen sich Ihre Beschützer zunehmend; Ihr Selbst kommt dadurch verstärkt zum Vorschein. Das ermöglicht Ihnen, mehr und mehr die Verbindung von Ihrem Selbst zu dem Ihres Partners zu spüren – auch bekannt als Liebe. Mit dieser Liebe als Fundament, verschwindet die Sonne nicht mehr vollkommen, wenn die Gewitterwolken aufziehen. Mit dieser Liebe als Fundament neigen Sie selbst im Angesicht dunkler Perioden in Ihrer Beziehung nicht mehr zu Überreaktionen.

Sowohl Sie als auch Ihr Partner oder Ihre Partnerin fühlen sich schließlich in erster Linie dafür verantwortlich, sich um die eigenen Verbannten zu kümmern. Deshalb lassen die Beschützer in jedem von Ihnen ihre Partner-Veränderungsprojekte fallen. Sobald das passiert, beginnen Ihre Neo-Verbannten eine neue Akzeptanz vonseiten Ihres Partners zu spüren. In Ihren Neo-Verbannten keimt die Hoffnung auf, dass Ihr Partner ihnen in Ihrem Leben Raum gibt. Sie hören mit der Sabotage auf und verlassen die Reihen der Anti-Gruppe. Die Aufwärtsspirale setzt sich fort.

Die nachfolgenden Sitzungen mit Kevin und Helen verliefen sehr flüssig. Kevins Frustration verlagerte sich. Zuvor hatte er sich beklagt, nie genug Zeit für seinen Job zu haben. Jetzt wünschte er sich, dass dieser ihn weniger beanspruchte. Befreit von seiner Hochleistungssucht, war er nun in der Lage, die Zeit mit Helen und den Kindern zu genießen. Die ständige Nörgelei vonseiten seiner strebsamen Kritiker fiel weg. Kevin gab seinen Job nicht auf. Er begann allerdings, weniger zu schreiben und mehr Zeit mit seiner Familie zu verbringen. Helen fiel auf, dass sich seine Nörgelei zu Hause verringerte und er mehr für sie da war. Er sprach zum Beispiel im Auto mit ihr, statt das Radio aufzudrehen, um sich abzulenken. Auf einer Party erfuhr Helen von einem Arzt aus Kevins Klinik, seinen Kollegen sei aufgefallen, dass er viel lockerer geworden wäre. Seine Assistenzärzte hatten keine Angst mehr davor, mit ihm zu sprechen. Helen und ich konnten wahrnehmen, dass Kevin sich auch körperlich verändert hatte. Sein Gesicht war weicher und seine Haltung weniger steif geworden.

Helen hatte sich ebenfalls verändert. Während der Trennungsphase hatte sie sich einer kleinen Gruppe befreundeter Frauen angeschlossen, die sie in dieser Zeit unglaublich unterstützt hatten. Sie hatten ihr den Rat gegeben, sich endgültig von Kevin zu trennen. Sie sahen aber auch nicht die Veränderungen in ihm, die Helen sehr wohl bemerkte. Selbst nachdem Kevin nach Hause zurückgekehrt war, traf sich Helen regelmäßig mit diesen Frauen. Das löste am Anfang Kevins Kontrolleur aus. Er war allerdings in der Lage, ihn aufzuspüren und sich bei ihr zu entschuldigen.

Sie sagte, sie habe seit ihrer Hochzeit mit Kevin die Teile von sich vernachlässigt, die es liebten, mit Freunden zusammen zu sein. Er hatte nämlich immer gewollt, dass sie bei ihm zu Hause war, obwohl er sich für gewöhnlich in seinem Arbeitszimmer aufhielt, um zu schreiben. Sie sagte, sie würde sich nie wieder derart anpassen, und war glücklich darüber, dass Kevin ihre Unabhängigkeit nun unterstützen konnte. Helen befreite ihre Neo-Verbannten und Kevin gab ihnen in ihrem gemeinsamen Leben Raum. Kevin war nun in der Lage, mutig zu lieben.

Wenn sowohl Sie als auch Ihr Partner oder Ihre Partnerin sich diesem selbstgeführten Weg des Sich-aufeinander-Beziehens hingeben, bedeutet das nicht zwangsweise, dass Ihre Partnerschaft immer harmonisch verläuft. Es bedeutet allerdings, dass beide Partner in der Lage sind, ihre Beziehung zu nutzen, um die Lasten zu erkennen und zu heilen, die sie in die Beziehung hineingebracht haben. Wenn Sie das tun, erfüllt Ihre Beziehung ihren Zweck. Davon wird sie profitieren. Ihre beschützenden Teile können sich in dem Wissen entspannen, dass Ihr Partner seine Arbeit tun wird, selbst wenn Sie gerade gewaltig streiten. Sie wissen, dass sein Selbst Ihnen danach wieder begegnen wird. Jeder von Ihnen wird den Streit dazu nutzen, alles aus dem Weg zu räumen, was Ihre Beziehung von Selbst zu Selbst verhindert. Dieses Wissen birgt die Hoffnung auf Verbundenheit in sich. Sie unterstützt Paare dabei, die dunklen Nächte ihrer Beziehung durchzustehen.

Wenn Sie andererseits der Einzige sind, der diese Arbeit beständig leistet, und Ihr Partner nicht dazu bereit ist, dann werden Teile von Ihnen frustriert sein. Sie entscheiden sich möglicherweise dazu, die Beziehung zu verlassen. Sie haben vielleicht das Gefühl, mit diesem Partner oder dieser Partnerin gelernt zu haben, was zu lernen war, und dass es jetzt an der Zeit ist, weiterzuziehen. In der Zwischenzeit ist der selbstgeführte Weg der Interaktion noch immer eine wertvolle Praxis – unabhängig davon, was der oder die andere tut. Diese Praxis ist weitaus schwieriger, denn Ihre Teile werden sagen: »Wir müssen übernehmen, denn seine Teile haben das auch getan.« Gelingt es Ihnen allerdings, angesichts extremer Teile des anderen in Selbstführung zu bleiben, können Sie großen Respekt von Ihren Teilen ernten. Das gibt dem Begriff »Selbstvertrauen« eine neue Bedeutung.

Nachfolgend werde ich die Schritte konkretisieren, die notwendig sind, um Ihre Beziehung als Lern- und Heilungsmöglichkeit zu nutzen. Voraussetzung ist, dass Sie Ihrem Partner den Rang eines Tor-Mentors zubilligen, der in Ihnen die Schlüssel-Ausgangspunkte hervorbringt.

5

Werden wir praktisch: Wie man in Beziehungen mutig lieben kann

»Ich versuche zu begreifen, dass dieser verspielte Mann, der mich frotzelt, der gleiche ist wie der ernste Mann, der mit mir so ernst über Geld redet, dass er mich gar nicht mehr wahrnimmt, und jener geduldige Mann, der mir in schwierigen Zeiten seinen Rat anbietet, und jener zornige Mann, der beim Hinausgehen die Haustür hinter sich zuschlägt. Ich habe mir oft gewünscht, der verspielte Mann wäre ernster und der ernste weniger ernst und der geduldige Mann spielerischer. Was den zornigen Mann betrifft – er ist ein Fremder für mich und ich habe nicht das Gefühl, es sei falsch, ihn zu hassen. Nun fange ich an zu begreifen, dass ich, wenn ich dem zornigen Mann bei seinem Hinausgehen bittere Worte nachrufe, zugleich auch die anderen verletze, diejenigen, die ich nicht verletzen möchte – den verspielten Mann, der mich frotzelt, den ernsten Mann, der über Geld reden, und den geduldigen Mann, der mir seinen Rat anbietet. Und jetzt sehe ich mir etwa den geduldigen

Mann an, den ich vor allen anderen vor so bitteren Worten wie den meinen schützen möchte, und wenngleich ich mir sage, dass er der gleiche Mann ist wie die anderen, so will ich doch nicht glauben, dass ich diese Worte zu ihm gesagt habe, sondern zu einem anderen, zu meinem Feind, der meinen geballten Zorn verdient hat.«[38]

Mit diesen Worten erfasst die Autorin Lydia Davis sehr gut das Dilemma, in dem Sie vielleicht an diesem Punkt des Buches stecken. Vielleicht beginnen Sie zu verstehen, welchen Vorteil diese Multiplizitäts-Perspektive hat und welche Auswirkungen Ihres Ärgers auf die verletzlichen Teile Ihres Partners entstehen. Vielleicht wissen Sie aber noch immer nicht, wie Sie mit seinen Beschützern umgehen sollen. Vielleicht wissen Sie noch immer nicht, wie Sie diese Philosophie in die Praxis umsetzen können.

Dieses Kapitel ist eine Kurzanleitung dazu. Ich biete Paaren konkrete Schritte an, um über die Probleme hinauszuwachsen, die wir in den vorangegangenen Kapiteln untersucht haben. Wir beginnen damit, die Teile zu finden und zu heilen, die die beschützenden Muster in Ihrer Beziehung in Gang setzen. Danach lernen Sie, wie Sie im Konfliktfall selbstgeführt miteinander sprechen, wie Sie jeden auftretenden Schaden wiedergutmachen und schließlich, wie Sie anhaltende Nähe erzeugen können.

Dem Beziehungs-Ausgangspunkt folgen

Blättern Sie zurück zum Kapitel »Beschützer bemerken«. Dort ist aufgelistet, wie sich beschützende Teile zeigen können. Suchen Sie sich einen angeführten Beschützer oder etwas anderes aus, das Ihr Partner in Ihnen triggert. Sobald Sie einen dieser Gedanken, eines dieser Gefühle oder eine dieser Verhaltensweisen identifiziert haben, konzentrieren Sie sich darauf, bis Sie dessen Quelle in oder um Ihren Körper herum spüren können. Registrieren Sie dann, was Sie für den beschützenden Teil empfinden, der Sie dazu gebracht hat, so zu denken, zu fühlen oder zu handeln. Bitten Sie andere Teile, die Sie dazu bringen, den Ziel-Beschützer nicht zu mögen oder ihn zu fürchten, sich zu entspannen. Sie sollen ein wenig zurücktreten, damit Sie den Ziel-Teil kennenlernen können. Tun Sie das so lange, bis Sie beginnen, sich für den Ziel-Teil zu interessieren. Fragen Sie ihn dann, was er Ihnen von sich zeigen möchte. Versuchen Sie nicht, darüber nachzudenken, was er sagen wird. Warten Sie einfach und bleiben Sie mit Ihrer Aufmerksamkeit bei ihm, bis Sie irgendeinen Eindruck oder eine Antwort erhalten.

Um diesen Prozess zu vereinfachen, können Sie sich folgende Fragen stellen:

- Was denke oder fühle ich meinem Partner oder meiner Partnerin gegenüber?
- Wo in oder um meinen Körper herum finde ich diese Gedanken oder Gefühle?
- Was empfinde ich dem Teil gegenüber, der mich dazu bringt, diese Gedanken oder Gefühle zu haben?
- Erlauben mir andere Teile, mich für diesen Teil zu interessieren?
- Was möchte mir der Teil von sich zeigen?
- Was, fürchtet der Teil, würde passieren, wenn er aufhören würde, seine Aufgabe zu erfüllen?

Wenn Sie einen Beschützer fragen, was er Sie wissen lassen möchte, kann es sein, dass er fortfährt, sich über Ihren Partner oder über Sie zu beschweren. Seien Sie geduldig mit ihm. Fragen Sie ihn weiter, was er fürchtet, was passieren könnte, wenn er aufhören würde, diese Dinge zu sagen oder zu tun. Bringen Sie in Erfahrung, warum ihn diese Sachen so stören. Irgendwann wird der Beschützer Sie wissen lassen, warum er so aufgebracht ist. Sie werden wahrscheinlich erfahren, dass er sich von Ihrem Partner verbannt fühlt, dass er einen Teil beschützt, der verletzt wurde, bevor Ihr Partner oder Ihre Partnerin ins Spiel kam, oder der sich von Ihrem Partner oder Ihrer Partnerin verbannt fühlt, oder dass er mit einem anderen Teil von Ihnen polarisiert ist, von dem er fürchtet, dass dieser die Führung übernimmt und die Beziehung dominiert. Nachfolgend werde ich auf jede dieser drei Möglichkeiten genauer eingehen und ausführen, wie Sie damit umgehen können.

Wenn sich ein Teil von der Beziehung verbannt fühlt

Wenn ein Teil Ihnen erzählt, dass er sich von Ihrem Partner oder Ihrer Partnerin beschämt oder nicht akzeptiert fühlt, finden Sie zuerst heraus, welches konkrete Verhalten Ihres Partners Ihren Neo-Verbannten so fühlen lässt. Finden Sie ebenfalls heraus, ob er in der Vergangenheit in einer Zeit stecken geblieben ist, in der er sich in einer Beziehung ähnlich verbannt fühlte. Sie können auch fragen, was der Teil lieber tun würde, wenn er von Ihnen und Ihrem Partner voll akzeptiert würde und sein jetziges Verhalten nicht mehr notwendig wäre. Das kann stark von seinen ursprünglichen Wünschen abweichen. Wenn sich Teile ausgeschlossen fühlen, werden sie extrem – so wie Kinder, die sich in der Familie als Außenseiter fühlen. Dann stellen sie Ansprüche, die gar nicht ihren tiefsten Wünschen entsprechen. Die Stimme, die Sie zum Beispiel ständig auffordert, sich auf eine Affäre einzulassen, könnte sich als lebendiger, spaßliebender Teil von Ihnen herausstellen, den Ihr Partner ständig als unreif bezeichnet und anprangert. Sobald Sie bezeugen, wie sehr sich der Teil von Ihnen alleingelassen fühlt, erfahren Sie vielleicht von ihm, dass er nur eine Affäre will, weil er in Ihrem Leben ansonsten keinen Raum mehr hat. Vielleicht teilt er Ihnen mit, dass er zufrieden damit wäre, wenn Sie anderweitig Raum für ihn finden, selbst wenn es nicht innerhalb Ihrer Beziehung ist.

Nachdem Ihr Teil Ihnen alles gesagt hat, können Sie mit Ihrem Partner darüber sprechen. Es ist allerdings wichtig, dass Ihr Partner seine Teile darum bittet, sich zu entspannen und ihm zu erlauben, aus seinem Selbst heraus zuzuhören. So wird er ohne Verzerrung interessiert und mitfühlend hören, was Sie sagen.

Die kontaktfreudige und extrovertierte Claire zum Beispiel fühlte sich in ihrer Beziehung mit Gil gefangen. Gil war ein eher zurückhaltender Mensch, der ihre Freundschaften auf eine kleine Gruppe von Menschen, allem voran auf die Familie, reduzieren wollte. Claire meinte, sie könne mit ihren Unterschieden in punkto Geselligkeit gut leben, wenn Gil zulassen würde, dass sie auch alleine mit Freunden ausging. Gil hingegen fand, dass sie sowieso nur wenig Zeit füreinander hätten, da sie beide viel arbeiteten. Er befürchtete, dass er Claire kaum sehen würde, wenn sie so viel ausging, wie sie wollte.

Zu Beginn ihrer Beziehung stritten sie lange und heftig über dieses Thema. Claire ging trotz Gils Protest häufig aus. Nach der Geburt ihrer Tochter hatte Claire nicht mehr genug Energie für Partys und auch nicht für Streitereien mit Gil. So passte sich Claire Gils Lebensstil an und konzentrierte sich darauf, Mutterschaft und Karriere unter einen Hut zu bringen. Heute ist ihre Tochter bereits ein Teenager. Daher hat Claire wieder ausreichend Spielraum, um ihre vernachlässigten Freundschaften aufzufrischen. Als Reaktion darauf fühlt Gil sich verlassen. Kürzlich nahmen die

Konflikte zwischen Claire und Gil eine hässliche Wende. Claire eröffnete Gil, sie langweile sich mit ihm und könne seine besitzergreifende Art nicht ausstehen. Gil antwortete, sie solle sich einen anderen suchen, wenn er nicht gut genug für sie sei.

Ich forderte beide auf, sich nach innen auf die Gefühle zu konzentrieren, die ihr letzter Streit ausgelöst hatte. Claire sah sich selbst als Teenager. Sie war in einem Gefängnis eingesperrt und schlug auf die Gitter ein, um sich zu befreien. Dieser Teil sagte ihr, er habe Gils Missbilligung immer gespürt und nie gewollt, dass sie ihn heiratete. Gil brächte sie nicht nur davon ab, auszugehen, sondern er sähe sie missbilligend an, sobald sie Spaß habe, wenn es tatsächlich einmal vorkomme, dass sie zusammen ausgingen. Als Claire das Mädchen fragte, warum Gils Missbilligung ihm so viel ausmache, sah sie sofort Szenen von schmerzlichen Streitereien mit ihrem Vater über Ausgehverbote und Trinken. Claire war die Rebellin in ihrer verklemmten Familie gewesen und dieser unangepasste, jugendliche Teil in ihr trug intensive Gefühle von Wertlosigkeit und Scham in sich.

Gil fand ebenfalls einen Teenager: einen einsamen Jungen, der sich in der Mittelschule wie ein Versager fühlte. Der Junge war zu schüchtern, um Freundinnen zu finden, und konnte mit dem bissigen Schlagabtausch seiner männlichen Klassenkameraden nicht mithalten. Daher konzentrierte er sich voll auf die Schule. Diese Strategie trug im Erwachsenenalter ihre Früchte: Claire, eine ehemalige Studentin von ihm, fühlte sich aufgrund seiner bedeutenden akademischen Karriere von ihm angezogen. Claires Aussage, er sei langweilig, löste alle Versager-Gefühle wieder aus, die der Junge in sich trug. Das beschrieb Gil als die schlimmsten Gefühle, die er jemals erlebt hatte. Gils innerer Junge fühlte sich von Claires Lebendigkeit sehr angezogen, denn wenn sie ihn mochte, konnte er nicht so langweilig sein. Wenn sie allerdings mit anderen zusammen war, mutmaßte der Junge, würde sie garantiert einen besseren finden und ihn verlassen.

Die beiden teilten sich gegenseitig mit, was sie von ihren Teilen erfuhren. Das allein trug schon dazu bei, ihre Kämpfe zu entschärfen. Gil kannte Claires Vater und sagte, er könne verstehen, warum sie so rebelliert hatte. Er sagte, er wolle die Rolle ihres Vaters nicht mehr übernehmen. Er war entschlossen, seinem inneren Jungen dabei zu helfen, seine Scham abzubauen, sodass ihr Teenager sich in ihrer Beziehung zu Hause fühlen konnte. Claire sagte, sie sei glücklich, dass Gil ihr diesen inneren Jungen gezeigt hatte. Er scheine die meiste Zeit so sicher und integer, dass sie angenommen hatte, er sei ein Kontrollfreak. Sie hatte nicht geahnt, dass ihre Klage Gil derart verletzte. Sie wollte ihrem inneren Teenager helfen, die Gefühle abzuladen, die sie vom Ringen mit ihrem Vater in sich trug, sodass sie in Bezug auf Gils Nähe-Bedürfnisse nicht überreagieren musste.

Wenn ein Teil Schmerz oder verbannte Teile beschützt

Fragen Sie Ihren Beschützer, was er befürchtet, was geschehen könnte, wenn er aufhören würde, das zu tun, was er tut. Wenn er antwortet, er fürchtet, Ihr Partner würde Sie verletzen, bitten Sie ihn um Erlaubnis, den Teil kennenzulernen, den er beschützt und der verletzt wurde. So können Sie ihm helfen. Wenn er zustimmt, konzentrieren Sie sich auf den verletzten Teil und bitten Sie ihn, Sie nicht zu überwältigen, während Sie ihm zuhören. Wenn er damit einverstanden ist, Sie nicht zu überwältigen, fragen Sie ihn, was er Sie wissen lassen möchte. Wenn er Ihnen zeigt, wie Ihr Partner Sie in letzter Zeit gekränkt hat, bezeugen

Sie das voller Mitgefühl. Fragen Sie nach, ob diese Kränkungen mit irgendwelchen weiteren Ereignissen in der Vergangenheit zusammenhängen. Vielleicht sehen Sie dann Szenen, in denen Bindungs-Wieder-Verletzungen stattgefunden haben – Zeiten in Ihrer Beziehung, als Ihr Partner oder Ihre Partnerin Sie betrogen hat oder nicht für Sie da war, wenn Sie verletzt waren. Bezeugen Sie, wie schmerzlich diese Episoden waren. Danach fragen Sie den Teil, ob diese Ereignisse mit etwas anderem in der Vergangenheit zusammenhängen. Vielleicht sehen Sie dann ähnlich verletzende Erlebnisse aus Ihrer Kindheit.

Sobald Sie dem Kind in diesen Szenen signalisieren, dass Sie verstehen, wie schmerzlich diese Erlebnisse waren, können Sie zu Ihrem Partner zurückkehren und ihm mitteilen, was Sie erfahren haben. Es ist allerdings wichtig, dass Ihr Partner in Selbstführung bleiben kann, während Sie ihm von Ihren Verbannten berichten. Ansonsten kann es leicht passieren, dass sich Ihre verletzten Verbannten von der Reaktion Ihres Partners wiederverletzt fühlen. Erst wenn es sich sicher anfühlt und Sie das Selbst Ihres Partners erreichen können, erzählen Sie ihm, was Sie über Ihre Beschützer erfahren haben und was sie beschützen.

In diesem Buch finden sich viele Beispiele wie das vorangegangene. Die darin dargestellte Dynamik ist nämlich am weitesten verbreitet. Für ihre tiefgehende Veranschaulichung sei auf die Arbeit mit Kevin und Helen Brady im vorhergehenden Kapitel verwiesen.

Polarisierung von Teilen

Als Antwort auf Ihre Frage könnte der Beschützer Sie wissen lassen, dass er befürchtet, ein anderer Teil würde die Führung übernehmen, sobald er aufhört, das zu tun, was er tut. Wenn das der Fall ist, fragen Sie ihn, ob er bereit ist, Sie diesen Teil, vor dem er Angst hat, kennenlernen zu lassen. Dann können Sie herausfinden, ob dieser Teil wirklich vorhat, die Führung zu übernehmen, und ob er wirklich so böse ist, wie dieser Teil befürchtet. Wenn er zustimmt, konzentrieren Sie sich auf den anderen Teil und fragen Sie ihn, was er Sie über sich wissen lassen möchte.

Vielleicht finden Sie heraus, dass dieser Teil als Reaktion auf die Unterdrückung des ursprünglichen Teils so extrem geworden ist. Wenn dieser dominante Teil sich entspannen könnte, müsste er nicht mehr so extrem handeln. Irgendwann sind Sie vielleicht in der Lage, diese zwei polarisierten Teile zusammenzubringen, damit sie direkt miteinander verhandeln können. Währenddessen übernehmen Sie die Therapeuten-Rolle und stellen sicher, dass die beiden respektvoll miteinander reden.

Alex' chronische Angst trieb Maya in den Wahnsinn. Er hatte ständig Angst: wenn sie das Haus verließ oder wenn er in seinem Job eine Präsentation halten musste. Natürlich verunsicherte ihn ihre Irritation über seine Abhängigkeit nur noch mehr. Sie schürte seine Angst, von ihr verlassen zu werden. Ich bat beide, sich auf die Teile zu konzentrieren, die an diesem Muster beteiligt waren. Als Alex seinen ängstlichen Teilen zuhörte, sagten sie ihm, sie hätten Angst, dass sein Macho wieder die Führung übernehmen könnte, sobald sie ihm erlauben würden, sich wohlzufühlen. Alex berichtete mir daraufhin, er sei in ihrer Ehe früher das komplette Gegenteil gewesen: trinkfest, konkurrenzorientiert und überheblich. Nach einer Reha für Alkoholkranke habe er zu trinken aufgehört und sei ängstlich geworden. Der ängstliche Teil sagte, er würde Maya viel besser behandeln, solange er ihn abhängig halte. Sein Leben sei jetzt unter Kontrolle und er würde seine Gesundheit nicht mehr ruinieren. Er war nicht bereit, lockerzulassen, wenn wir ihm nicht beweisen könnten, dass der Macho nicht mit voller Wucht zurückkommen würde. Als Alex dem Macho zuhörte, berichtete er ihm, er hasse die Schwäche des ängstlichen Teils. Er lasse Alex wie ein Weichei handeln. Der Macho handelte so, wie er es tat, um zu beweisen, dass Alex ein »echter Mann« und kein »abhängiger Schlappschwanz« war. Ich half Alex dabei, die beiden polarisierten Teile in seiner Wahrnehmung zusammenzubringen, damit sie das Thema ausdiskutieren konnten. Alex moderierte ihr Gespräch. Als sie sich gegenübersaßen und direkt miteinander verhandelten, konnte jeder sehen, dass der andere nicht so schlecht war wie zuvor angenommen. Diese Erkenntnis setzte in Alex einen Prozess der Depolarisierung in Gang. Er mündete darin, mit den Verbannten zu arbeiten, die beide Teile beschützten.

Es war wenig überraschend für mich, zu entdecken, dass Maya mit Alex' beiden extremen Beschützern polarisiert war. Maya war genauso erpicht darauf wie Alex' ängstlicher Teil, den Macho nicht mehr an die Macht kommen zu lassen. Jedes Anzeichen seiner Präsenz brachte sie in Rage. Sie hatte allerdings auch genug von seinem ängstlichen Teil, weil der so wehleidig war. Sie fand einen frustrierten Teil in sich, den Alex' Anhänglichkeit ungeduldig machte und der sie verachtete. Sie hatte auch einen wütenden Beschützer in sich, der die jahrelang aufgestaute Wut darüber in sich trug, von Alex' alkoholkrankem Macho-Teil dominiert worden zu sein.

Wenn Sie eine innere Polarisierung haben, ist es möglich, dass jede Seite so extrem geworden ist, dass auch in Ihrem Partner eine Polarisierung entstanden ist. Eine innere Polarisierung ruft eine ähnlich gelagerte äußere Polarisierung hervor. Während Ihr Partner darum kämpft, Ihre Teile zu eliminieren, verwurzeln sich diese immer mehr und polarisieren sich mit Ihren anderen Teilen sowie mit denen Ihres Partners usw. Da es in der Natur jeder Polarisierung liegt, im Laufe der Zeit zu eskalieren, können unentdeckte kleine Polarisierungen so anwachsen, dass sie die Liebe in einer Beziehung auslöschen und das innere System jedes Partners ins Chaos stürzen können.

Die Teile zum Vorschein bringen

In vielen der bis jetzt in diesem Buch skizzierten Fallbeispiele erfuhr die Person, die sich nach innen konzentrierte, nicht nur etwas über einen Beschützer, sondern auch über den Verbannten, den dieser beschützt. Es war für viele meiner Patientinnen und Patienten hilfreich, dem Partner vom Beschützer zu erzählen, aber eine wirkliche Besänftigung der Situation fand erst statt, wenn die Person den Verbannten dahinter enthüllte. An dieser Stelle möchte ich einige Vorsichtsmaßnahmen erwähnen. Erstens: Seien Sie nicht überrascht, wenn Sie nur von Ihrem Beschützer hören und nicht in der Lage sind, ein Gefühl für den Teil zu bekommen, den er beschützt, wenn Sie sich nach innen konzentrieren. Das ist besonders am Anfang üblich. Es bedeutet nur, dass der Beschützer es als gefährlich erachtet, dass Sie von dieser Verletzlichkeit erfahren. Vielleicht glaubt der Teil, Sie können mit dieser Information nicht umgehen. Vielleicht fürchtet er Ihren Partner so sehr, dass er Sie in seiner Gegenwart nicht verletzlich sein lässt. Das ist in Ordnung. Wenn Sie Ihrem Partner nur von Ihren Beschützern erzählen, wird damit ein Prozess in Gang gesetzt. Er kann die Dinge für Sie sicherer machen. So können Sie später Ihre Verbannten entdecken.

Zweitens ist es möglich, dass es nicht sofort sicher ist, Ihrem Partner oder Ihrer Partnerin von Ihren Verbannten zu berichten. Setzen Sie sich deswegen nicht unter Druck. Warten Sie, bis Sie darauf vertrauen können, von Ihrem Partner eine selbstgeführte Antwort zu erhalten. Wenn Sie sich andererseits sicher genug fühlen, Ihrem Partner von den Verbannten zu berichten, die er in Ihnen auslöst – und wenn Sie sich daraufhin von ihm gehört fühlen –, dann haben Sie als Paar etwas geschafft: Sie konnten den ewigen Kreislauf der kalten und heißen Kriege zwischen Ihren Beschützern unterbrechen. Sie können dann eine Reise in Richtung Nähe beginnen.

Drittens habe ich versucht, dieses Buch so zu schreiben, dass Sie und Ihr Partner diese Arbeit ohne die Hilfe eines Experten oder einer Expertin bewerkstelligen können. Manchen Lesern wird das gelingen. Viele Leser werden allerdings herausfinden, dass sie zum Teil selbstständig mit diesem Buch arbeiten können, zusätzlich aber noch die Hilfe eines Therapeuten oder einer Therapeutin benötigen. Durch die oben beschriebene selbstgeführte Praxis, nach innen zu hören und Ihrem Partner zu enthüllen, was Sie dort entdecken, werden Sie sich dafür verantwortlich fühlen, sich selbst um Ihre Teile zu kümmern. Dadurch wird Ihr Partner frei, das nur in zweiter Linie zu tun. Das ist allerdings nicht die ganze Arbeit. Schließlich müssen Ihre Teile sich auch von den extremen Glaubenssätzen und Gefühlen entlasten, die sie in der Vergangenheit angehäuft haben. Erst dann können sie Ihnen voll vertrauen und müssen Ihrem Partner gegenüber nicht mehr überreagieren. Einige Menschen können ihre Teile ohne die Hilfe eines Therapeuten entlasten, die meisten allerdings nicht. Manche Paare brauchen einen außenstehenden Dritten, dem beide vertrauen. Mit seiner Hilfe können sie ihre Beschützer dahin bringen, sich nicht mehr über den Partner zu beklagen und nicht mehr zu versuchen, ihn zu verändern. Therapeuten und Coaches im deutschsprachigen Raum finden Sie auf der Website www.ifs-europe.net.

Gespräche von Selbst zu Selbst

Kreative Lösungen freisetzen

Wir sprachen bereits darüber, dass es förderlich ist, Ihrem Partner gegenüber eher für Ihre Teile zu sprechen als aus Ihren Teilen heraus. Zusätzlich werden Sie Ihre Themen auf eine produktive Art und Weise diskutieren wollen. Meiner Erfahrung nach finden Paare oft kreative Lösungen, wenn es ihnen gelingt, von Selbst zu Selbst zu kommunizieren. Das ist für sie nicht erreichbar, solange ihre Teile sich in den Haaren liegen. Natürlich gibt es nicht für alle Probleme Lösungen, aber selbstgeführte Gespräche ermöglichen zumindest, sich trotz kontinuierlicher Differenzen vom Partner verstanden und akzeptiert zu fühlen.

Innerer Zuspruch als Vorbereitung

In Anbetracht aller Hindernisse für selbstgeführte Kommunikation, die wir bereits besprochen haben, besonders rund um emotionsgeladene Themen, obliegt es jedem Partner, interne Diskussionen mit seinen jeweiligen Beschützern zu führen, bevor Beziehungsthemen besprochen werden.

Bei einem solchen Vorgespräch können Sie sich von diesen Beschützern separieren. Erinnern Sie sie daran, wer Ihr Partner wirklich ist und was Ihre eigentlichen Ziele sind. Beschützer können so beschäftigt mit den Fehlern sein, die Ihr Partner oder Ihre

Partnerin begangen hat, dass sie gänzlich aus den Augen verlieren, was das Beste für Sie oder Ihre Beziehung ist. Beschützer tendieren dazu, in Ihrem Partner genau das Gegenteil von dem heraufzubeschwören, was sie wirklich wollen. So kann es für Sie sehr hilfreich sein, vor und während wichtiger Diskussionen mit ihnen zu arbeiten. Folgende Fragen können Sie dabei unterstützen:

- Was sagen meine Beschützer zur Situation?
- Was soll bei dieser Diskussion herauskommen? Wie groß ist die Wahrscheinlichkeit, dass uns diese Teile dabei helfen?
- Wenn ich mich während der Diskussion zielführend verhalte, unabhängig davon, was mein Partner oder meine Partnerin tut, wie würde dieses Verhalten konkret aussehen?
- Trauen mir meine Beschützer zu, dass ich mit der Diskussion zurechtkomme? Falls nicht, was befürchten sie, was passieren könnte?
- Kann ich mich daran erinnern, dass mein Partner oder meine Partnerin extreme Beschützer hat, er oder sie aber viel mehr ist als diese Beschützer und dass sich hinter ihnen Verletzlichkeit und Liebe für mich befinden?
- Wie kann ich meinem Partner oder meiner Partnerin helfen, dass er oder sie sich sicher genug fühlt, seinen oder ihren Beschützern nicht die Führung zu überlassen?
- Falls mein Partner oder meine Partnerin seinen bzw. ihren Beschützern die Führung überlässt, was brauchen meine dann, um nicht als Gegenreaktion ebenfalls die Führung zu übernehmen?

Wenn Ihre Beschützer auf dieses Vorgespräch gut reagieren, werden Sie einen Unterschied in Ihrem Körper und Ihrem Geist wahrnehmen. Sie werden ein bestimmtes Ausmaß von innerer

Ruhe und Neugier auf die Perspektive Ihres Partners fühlen, wenn Sie das Gespräch mit ihm beginnen. Ihr Herz ist offen. Dadurch können Sie Ihre Liebe für ihn trotz Ihrer Differenzen aufrechterhalten. Sie haben keine Angst davor, Ihre Position zu vertreten und für Ihre Teile zu sprechen. Sie sind allerdings nicht auf einen bestimmten Ausgang des Gesprächs fixiert. Sie wissen, dass Sie in der Lage sein werden, Ihre Teile zu beruhigen, unabhängig davon, wie die Diskussion ausgeht, sodass Sie keine allzu große Angst davor haben.

Gespräche mit Weite

Innere Weite, ein Freiraum, existiert, wenn unsere Verbannten das Gefühl haben, dass wir für sie da sind. Wir konzentrieren uns nicht so sehr auf das, was unser Partner getan hat, um uns zu verletzen oder zu vernachlässigen. Unsere Beschützer sind infolgedessen nicht angriffslustig. Wenn sowohl Sie als auch Ihr Partner oder Ihre Partnerin in diesem weiten, offenen Zustand sind, können Sie selbst angesichts großer Streitfragen Ihre Verbundenheit spüren und genießen. Diese verlieren ihre Dramatik. Sie fühlen sich frei, für alle Ihre Teile zu sprechen, sodass sich keiner verbannt fühlen muss. Sie sind in der Lage, Ihrem Partner ohne Verzerrung oder Abwehr zuzuhören. Er oder sie fühlt sich infolgedessen gehört.

Das ist weit von dem Zustand entfernt, in dem wir uns zumeist befinden, wenn wir zähe Diskussionen mit unseren Partnern beginnen. Es braucht möglicherweise viel Zeit und Energie, bis Sie Ihre Teile dazu bringen, ihren Griff vor einem Gespräch zu lockern. Viele Beschützer wollen auch nicht warten: Sie wollen sofort einspringen, Ihren Partner konfrontieren und es hinter sich bringen. Die Vorbereitung ist der Mühe wert, denn die Alternative ist ein Kampf zwischen Teilen. Diese verschlimmern in der Regel alles. Nach einem solchen Gespräch fühlen sich beide noch mehr wie Versager und noch hoffnungsloser als zuvor, was die Beziehung angeht. Das macht es wiederum schwieriger, Ihre Teile beim nächsten Gesprächsversuch zu beruhigen.

Nehmen wir an, Sie sind in der Lage, in diesem weiten Zustand der Selbstführung in ein schwieriges Gespräch zu gehen. Wenn Sie wie die meisten Menschen sind, wird es nicht lange dauern, bis Sie Ihre Selbstführung wieder verlieren. Ein Teil von Ihnen wird die Führung übernehmen. Vielleicht übernimmt er nicht in dem Maße, dass Sie die extremen Dinge laut aussprechen, die er Ihnen innerlich sagt. Er wird allerdings den Blick auf Ihren Partner und auf die Themen zwischen Ihnen verdunkeln. Oder er wird Ihrem Ton und dem Inhalt Ihrer Worte eine leichte Schärfe geben. Aufgrund dieser besonders voreingenommenen Stimme in Ihrem Kopf hören Sie Ihrem Partner nicht mehr wirklich zu. Sie formulieren bereits Ihre Rechtfertigung, während er spricht. Diese subtile und oft unbewusste Verlagerung von Weite zu Engstirnigkeit und von Mitgefühl zu Kälte kann Eskalationen heraufbeschwören. Daher ist es wichtig, Ihre Teile gleich zu bemerken, sobald sie aktiv werden. Dann können Sie ihr Vertrauen gewinnen, sodass sie Ihnen erlauben, offen und weit zu bleiben. Dazu müssen Sie bemerken, was in Ihrem Körper und in Ihrem Geist vor sich geht, während Sie mit Ihrem Partner verhandeln. Sie benötigen eine duale Ausrichtung nach innen und nach außen. In den meisten Situationen stellt das eine große Herausforderung dar. Das gilt im Besonderen, wenn Ihre Beschützer darauf erpicht sind, dass Sie sich ausschließlich auf die Bedrohung konzentrieren, die Ihrem Gefühl nach von Ihrem Partner ausgeht.

Ihre Teile und Ihr Selbst während eines Konflikts aufspüren

Wenn ich anfange, mit zerstrittenen Paaren zu arbeiten, muss ich ihren Dialog häufig alle paar Minuten unterbrechen. Dann bitte ich sie, sich auf die auftauchenden Teile in ihrem Inneren zu konzentrieren. Sie protestieren oft dagegen, weil sie ihrer Meinung nach nur ein Argument vortragen. Sie verstehen nicht, was sie falsch machen. Das ist auf zwei Ursachen zurückzuführen: Erstens haben die meisten Menschen, die getriggert wurden, keine Ahnung, wie sie auf andere wirken. Sie können die schmerzlichen Aktionen ihres Partners detailliert beschreiben, sind aber taub und blind für ihre eigenen extremen Seiten. Zweitens wissen die meisten Menschen nicht, dass diese weite, selbstgeführte Herangehensweise möglich ist. Sie identifizieren sich mit den Teilen, die typischerweise Konflikte für sie regeln.

Wenn ich meine Klienten allerdings motivieren kann, sich nach innen zu konzentrieren, können sie gewöhnlich den Teil finden, der spricht. Dann finden sie heraus, dass er eigentlich versucht, sie zu beschützen. Ich erwähne solche Paare, um die Schwierigkeit des Prozesses zu unterstreichen, von dem ich vorschlage, dass Sie ihn alleine versuchen, wenn Sie in einen Konflikt geraten. Menschen können erkennen, dass ihre Beschützer nicht ihr Selbst sind. Das ist für sie manchmal so, als würden sie entdecken, dass das, was sie ihr ganzes Leben als ihre eigenen Haare ansahen, in Wirklichkeit eine Perücke ist. Viele von uns sind mit bestimmten Beschützern so identifiziert, dass wir gar nicht bemerken, dass sie die Führung übernommen haben. Wenn meine Ex-Frau Nancy zum Beispiel etwas Kritisches über mich sagte, verteidigte ich mich auf ruhige und logische Weise. Für mich fühlte sich das so an, als käme es aus meinem Selbst. Es verwirrte mich regelmäßig, dass sie darauf noch aufgebrachter reagierte, bis ich begann, meinen Körper zu überprüfen. Ich wollte herausfinden, ob ich wirklich in Selbstführung war. Ich stellte fest, dass ich mein Herz für sie verschlossen hatte, auch wenn ich offen und nicht defensiv zu sein schien. Jetzt überprüfe ich während intensiver Auseinandersetzungen von Zeit zu Zeit mein Herz. Ich stelle sicher, dass nicht subtile Beschützer die Gespräche für mich führen. Denn das könnte anderen Menschen das Gefühl vermitteln, sie wären mir egal. Das würde die Situation noch verschlimmern.

Eine Möglichkeit, herauszufinden, ob ein Beschützer aktiv ist, ist also, Ihren Körper zu überprüfen. Die meisten Beschützer verursachen ein bestimmtes, vorhersagbares Körpergefühl. Es ist leicht zu erkennen, sobald Sie gelernt haben, es zu bemerken. Einige ängstliche Teile in mir verursachen sofort eine Anspannung und einen Druck auf der Stirn, wenn ich mit jemandem zu streiten beginne. Meine Stimme wird hart und kalt, wenn sich ein anderer Teil meldet. Es gilt, die dominantesten Beschützer zu entdecken, ihre körperlichen Auswirkungen auf Sie kennenzulernen und Ihren Körper regelmäßig zu scannen. So finden Sie heraus, wie präsent sie sind. Sie können diese Stellen in Ihrem Körper während hitziger Diskussionen gelegentlich kontrollieren, um festzustellen, wie sehr diese Beschützer Sie gerade beeinflussen. Wenn Sie sich übliche Beschützer ins Gedächtnis rufen wollen, lesen Sie nochmals auf den Seiten zum Thema »Beschützer bemerken« nach.

Zusätzlich können Sie Ihren Geist auf Beschützer überprüfen. Wenn ich mit jemandem ein Thema bearbeiten möchte, beobachte ich genau, wie wichtig es mir ist, mich durchzusetzen oder meinen Konfliktpartner dazu zu bringen, meinen Standpunkt zu verstehen. Ich höre nach innen, um Stimmen zu entdecken, die extreme Dinge über die andere Person sagen, eine neue Verteidigung oder einen neuen Angriff formulieren. An einem guten Tag kann ich all diese Aktivitäten hinter den Kulissen wahrnehmen und sie mit innerem Zuspruch aus dem Weg schaffen.

Doch obwohl ich diesen Prozess seit zwei Jahrzehnten praktiziere, nehmen meine Beschützer manchmal noch immer überhand. Der Paartherapeut Terrence Real (2002) nennt das treffend »Wusch«. »Der ›Wusch‹ ist eine emotionale Welle, der konditionierte Reflex, der uns unverzüglich überspült. Für manche ist er Angst, für andere Scham und für wieder andere Wut. In meiner Ursprungsfamilie war Wut an der Tagesordnung. Wann immer mir jemand etwas vorwirft, möchte ich ihm am liebsten die Zähne einschlagen.«[39] Dieser automatische »Wusch« kann sehr schwer aufzuhalten sein.

Manchen Menschen hilft es sehr, wenn eine vertrauenswürdige dritte Partei anwesend ist, während sie versuchen, an ihrer Beziehung zu arbeiten. Der Hauptjob dieser dritten Person ist es, Teile-Detektor zu sein. Sie soll die Teile erkennen, die keiner der beiden Partner auf sich allein gestellt wahrnehmen kann. Sie werden nicht immer in der Lage sein, Ihre Teile zu erkennen und Ihrem Partner gegenüber selbstgeführt zu bleiben. Daher suchen Sie möglicherweise therapeutische Unterstützung. Der Therapeut oder die Therapeutin kann Ihre Teile erkennen, wenn Sie dazu nicht in der Lage sind. Andererseits können Sie wahrscheinlich mehr Teile selbstständig aufspüren, als Sie denken.

Ihr Selbst entdecken

Wenn es Ihnen schwerfällt, bestimmte Teile zu erkennen, ist es stattdessen möglich, sich darauf zu konzentrieren, wie sehr Ihr Selbst anwesend ist. Wenn Sie mit Ihrem Partner umgehen, können Sie zum Beispiel häufig überprüfen, wie weit, interessiert, offenherzig, ruhig und klar Sie sich fühlen. Unterschiedliche Menschen haben unterschiedliche physiologische Anhaltspunkte, die sie überprüfen, um die Entdeckung ihres Selbst zu unterstützen. Für einige ist es ihr Atem; andere konzentrieren sich auf ihre Stimme. Ich registriere laufend den Zustand meines Herzens; außerdem fühle ich eine warme, vibrierende Energie durch meinen Körper strömen, wenn ich selbstgeführt bin. In diesem Zustand spreche ich mühelos, ohne mir vorher in Gedanken etwas zurechtzulegen. Ich fühle mich mit meinem Partner verbunden, selbst wenn wir uns heftig streiten. Ich interessiere mich wirklich dafür, was in ihm vorgeht.

Wenn wir also über ein Thema streiten, versuche ich gleichzeitig, mich auf das Gespräch einzulassen und zu bemerken, wie präsent ich währenddessen bin. Sobald mir bewusst wird, dass ich nicht in meinem Körper verankert bin, weiß ich, dass meine Teile die Führung übernommen haben. Wahrscheinlich wird es nicht sehr produktiv sein, das Gespräch fortzuführen.

Umgang mit einer »Teile-Attacke« finden

Das Vorherrschen von Beschützern oder die Abwesenheit des Selbst zu entdecken, ist ein wesentlicher Schritt – allerdings nur der erste. Nachdem ich einen Teil entdeckt habe, kann ich innerlich mit ihm sprechen, ihn beruhigen und ihm helfen, sich zu entspannen. Wenn in solchen Momenten ein Mikrofon in meinem Kopf wäre, würden Sie Sätze hören wie: »Vertrau mir«, »Erinnere dich daran, dass es immer besser geworden ist, wenn du mich führen lässt« oder »Ich kann damit umgehen«. Wenn diese Beruhigung funktioniert, fühle ich mich sofort weniger gezwungen, mich bei einem Streit durchzusetzen. Es fällt mir dann leichter, in der Auseinandersetzung verbunden zu bleiben. Manchmal kann ich solche inneren Selbstgespräche führen, ohne die Konversation zu unterbrechen. Mein Partner bemerkt gar nichts davon. Wenn das nicht möglich ist, bitte ich um eine kurze Pause, um meine Teile zu beruhigen. Wenn ich zurückkomme, spreche ich für diese Teile. Ich gebe einen kurzen Bericht darüber ab, wer da war und warum.

Wenn das nicht funktioniert, breche ich das Gespräch ab und schlage vor, dass wir erst wieder beginnen, wenn ich besser in der Lage bin, selbstgeführt zu bleiben. Das gestaltet sich oft ziemlich schwierig, nämlich dann, wenn mich die Wusch-Beschützer physiologisch unter Strom setzen. Dann fällt es mir schwer, mich ausreichend von ihnen abzugrenzen, und ich erkenne nicht, dass eine Pause nötig ist. Zusätzlich sind meine rationalen, anwaltsähnlichen Beschützer davon überzeugt, dass sie von meinem Partner alles bekommen können, von dem sie meinen, dass ich es brauche: Verständnis, eine Entschuldigung oder das Versprechen, sich zu ändern. Dafür möchten sie nur, dass ich ihnen ein bisschen mehr Zeit gebe. Sie sagen mir, wir seien schon ganz nahe dran und sie könnten meinen Partner dazu bringen, mir zu geben, was ich verdiene. Dazu müsse ich ihnen nur erlauben, meinen Fall noch einmal, mit mehr Nachdruck oder detaillierter zu präsentieren.

Der Drang, mit einem Beschützer verschmolzen zu bleiben, kann unglaublich groß sein. Wenn Sie in der Lage sind, sich aus dieser Verschmelzung zu lösen und von einem selbstgeführten Ort aus zu sprechen, ist das der Schlüssel zu Wachstum in Ihrer Beziehung. Terrence Real bestätigt die zentrale Bedeutung »dieser Momente, wenn jeder Muskel und Nerv in Ihrem Körper Sie zu Ihren alten Reaktionsmustern zieht und eine neue Kraft Sie dennoch über die gewohnten Gleise hinaus zu einer bewussten und konstruktiven Aktion führt – zur Wiedergutmachung«.[40]

Die Rechtschaffenheit meiner Beschützer ist manchmal noch immer verführerisch für mich und ich arbeite bereits seit Jahrzehnten mit meinen Teilen. Es ist also kein Wunder, dass die meisten Menschen ihren Beschützern erlauben, sie zu überwältigen. Ihnen ist nicht bewusst, dass es eine Alternative zum Teile-Krieg gibt, dass eine Beziehung von Selbst zu Selbst möglich und hilfreich ist.

Selbst wenn Menschen Kommunikationsstrategien erlernen und diese korrekt anwenden, um ihre Themen zu bearbeiten, führen oft ihre Beschützer das Gespräch. Dabei fühlen sie sich sogar noch rechtschaffener, da sie jetzt den Regeln des fairen Streitens folgen. Ich habe allerdings gelernt, dass es zumeist weit besser ist, das Gespräch zu unterbrechen, sobald ein Teil übernimmt und sich weigert zurückzutreten. Ich bitte meinen Partner um eine Pause und vereinbare einen anderen Zeitpunkt, um das Gespräch fortzusetzen. Ich lasse ihn oder sie wissen, dass ich in der Zwischenzeit mit meinen Teilen arbeite, sodass ich besser in der Lage sein werde, gegenwärtig zu bleiben, wenn wir wieder fortfahren. Während dieser Pause arbeite ich entweder selbst mit meinen Beschützern oder mit dem, was sie beschützen. Ich kann aber auch einen Therapeuten aufsuchen, wenn ich alleine nicht weiterkomme. So nutze ich die Fähigkeit meines Partners, mein Tor-Mentor zu sein – also Teile in mir zu aktivieren, die Heilung brauchen. Ich veranlasse alles Nötige, um selbstgeführter zu sein, wenn wir weitersprechen.

Vielleicht haben Sie bemerkt, dass ich nicht gesagt habe, ich fordere eine Pause ein, wenn ich bemerke, dass mein Partner von einem Teil überwältigt wurde. Das Ziel ist nicht, nur dann zu sprechen, wenn mein Partner in Selbstführung ist. Ich glaube nämlich, dass es in meiner Verantwortung liegt, meine Selbstführung möglichst aufrechtzuerhalten, selbst wenn mein Partner sie verloren hat. Wenn mir das gelingt, kommt oft auch das Selbst meines Partners wieder zurück und das Vertrauen meiner Teile in meine

Führung steigt. Schließlich habe ich ihnen bewiesen, dass ich mit den zähesten Kämpfern meines Partners umgehen kann.

Dabei geht es um das übergeordnete Ziel, mit Ihrem Partner konflikthafte Themen besprechen zu können. Ich sehe den wirklichen Wert dieses Prozesses nicht darin, diese Themen zu lösen, obwohl das manchmal der Fall sein kann. Das ist dann das Sahnehäubchen. Im Eigentlichen sind solche herausfordernden Diskussionen Gelegenheiten, meinen Teilen zu zeigen, dass sie mir sogar angesichts ernsthafter Bedrohungen vertrauen können. Und sie sind Möglichkeiten, einen Zugang zu Schlüssel-Verbannten zu finden und diese später zu heilen. Wenn mein Partner die gleiche Einstellung hat, werden unsere Konflikte zu Quellen gewaltigen Wachstums – sowohl für jeden Einzelnen als auch für unsere Beziehung. Wenn mein Partner die Dinge anders betrachtet oder seine innere Arbeit nicht tun möchte, kann ich noch immer sehr von diesem Prozess profitieren.

Mit dieser Sichtweise haben Sie kein Interesse mehr daran, die Teile Ihres Partners zu überwachen und sie ihm aufzuzeigen. Wenn Sie während eines Konflikts versuchen, der Teile-Detektor Ihres Partners zu sein, ist es gut möglich, dass Sie damit das Feuer noch weiter anfachen. Wenn Menschen aufgebracht sind, mögen sie es zumeist nicht, wenn man ihnen sagt, was sie falsch machen. Es ist unwahrscheinlich, dass Sie selbstgeführt sind, wenn Sie sich darauf konzentrieren, dass ein Teil des anderen bei ihm die Führung übernommen hat. Wenn ich folglich mit einem Paar arbeite, führe ich die Regel ein, dass sie über ihre eigenen Teile sprechen können, allerdings nicht über die des Partners. So sind folgende Beschwerden nicht möglich: »Mir fällt auf, dass dein tobender Teil übernommen hat.« Sie sagen einfach: »Ein wütender Teil von mir wurde durch das ausgelöst, was du jetzt gerade machst. Sprechen wir später weiter.«

Wenn Sie das Gespräch nicht unterbrechen und stattdessen einen Teile-Krieg führen, kann es passieren, dass Ihre aufgebrachten Beschützer verletzende oder extreme Dinge sagen, die Sie gar nicht so meinen. Dann verwenden Sie ebenso wie Ihr Partner Gottmans Vier Reiter, ohne dafür zur Verantwortung gezogen werden zu können. Wenn Sie fortfahren, endet das damit, dass Sie die Verbannten Ihres Partners verwunden und Bindungs-Wieder-Verletzungen erzeugen. Das stachelt die Beschützer Ihres Partners weiter an. In solchen Szenarien bürdet jeder Streit den Verbannten beider Partner noch mehr Wertlosigkeit und deren Beschützern Misstrauen auf. So verpassen Sie die einmalige Chance, das Vertrauen in Selbstführung und in persönliche Heilung zu vertiefen.

Die Verbannten hinter den Beschützern sehen

Wenn die Beschützer Ihres Partners ihn vollkommen überwältigt haben, lässt er sich über Ihre Fehler aus und sagt Dinge, die Ihrer Meinung nach Übertreibungen oder sogar Erfindungen sind. Dann fällt es schwer, nicht auf diese Energie und diesen Inhalt zu reagieren. Ich ließ mich üblicherweise ködern, wenn jemand falsche Behauptungen über etwas aufstellte, was ich getan haben soll. Meine Reaktion darauf war, den Inhalt zu korrigieren, anstatt das verletzte Gefühl anzusprechen, das dem Ausbruch zugrunde lag. Ich habe einen Teil, der unbedingt sicherstellen muss, dass alle Fakten korrekt sind. Er verhält sich, als gäbe es irgendwo eine permanente Aufzeichnung meines Lebens, auf die ein Schatten geworfen würde, wenn ich nicht ständig alle Verzerrungen klarstelle.

Jetzt gelingt es mir in solchen Situationen für gewöhnlich, diesen Teil bewusst wahrzunehmen und ihn schnell daran zu erinnern, dass es keine permanente Aufzeichnung gibt. Ich muss also weder auf die inhaltlichen Verzerrungen noch auf die wütende

Energie reagieren. Wenn die Beschützer meinem Selbst erlauben, präsent zu bleiben, kann ich den Schmerz oder die Angst hinter der verletzenden Aussage hören und sehen. Darauf kann ich voller Mitgefühl reagieren. Ich kann auch die Wahrheiten hören, die in den Übertreibungen stecken – die Dinge, die ich wirklich getan habe und für die ich mich ehrlich entschuldigen kann. Terrence Real (2002) beschreibt das wieder sehr gut. Er schildert eine Szene, in der er einer Schimpftirade seiner Frau gegenübersteht: »Ihre Anschuldigungen erschienen mir übertrieben, verzerrt und sehr lieblos. Es gab aber auch etwas Wahres an dem, was sie sagte. Diese wahren Punkte waren wie Juwelen in einem Abfallhaufen. Durch die schiere Kraft der Disziplin antwortete ich nur darauf. Ich filterte die 85 Prozent ihrer heftigen Kritik aus, die mir als Unsinn erschienen, und gab nur die 15 Prozent wieder, die ich ihr gegenüber zugeben konnte.«[41]

Manchmal finden Sie auch keine Juwelen im Abfallhaufen und es scheint, als wäre Ihr Partner wahnsinnig geworden. Wenn Sie in dieser Situation selbstgeführt bleiben können und eher auf den dahinterliegenden Schmerz reagieren als auf die Worte Ihres Partners, werden sich die Dinge verbessern. Was Ihr Partner wirklich möchte, ist, dass seine Verbannten von Ihnen bezeugt werden. Sie sollen bemerken, dass Sie ihnen wehgetan haben und es bedauern. Leider rufen die Beschützer der meisten Menschen genau das Gegenteil von dem hervor, was sie wirklich wollen. Es obliegt Ihnen, hinter ihre Mauern und Kanonenkugeln auf die verletzten und verängstigten kindlichen Verbannten zu schauen, die sie heroisch zu beschützen versuchen.

Die selbstgeführte Wiedergutmachung

Das bringt uns zum Thema Entschuldigungen. Aufgrund persönlicher und beruflicher Beobachtungen bin ich zu dem Schluss gekommen, dass die meisten Menschen sich kaum klar und von Herzen entschuldigen können. In unserer streitsüchtigen und wettbewerbsorientierten Kultur haben wir den Mut dazu verloren, Fehler zuzugeben, die andere verletzt haben. Das Patriarchat setzt Entschuldigungen mit Unterwerfung oder Verlieren gleich. Beschützende Teile haben Angst davor, von Ihrem Partner dominiert zu werden. Sie werden Sie davon überzeugen wollen, dass es die Tür zu vollkommener Unterjochung öffnet, wenn Sie ihm auch nur einen Punkt zugestehen. Oder sie befürchten den Zorn Ihrer inneren Kritiker, wenn Sie sich selbst eingestehen, Ihren Partner verletzt zu haben oder nicht perfekt zu sein.

So fahren Ihre Beschützer fort: Sie verteidigen, bagatellisieren oder verleugnen sogar – sowohl Ihnen selbst als auch Ihrem Partner gegenüber. Wenn sie eine Entschuldigung erlauben, dann nur aus einer beschwichtigenden – »Vielleicht bringt sie das zum Schweigen« – oder aus einer unterwürfigen Haltung heraus: »Ich bin so schlecht. Kannst du mir jemals vergeben?« Gleichzeitig werden sie Ihnen innerlich versichern, dass Sie nicht wirklich etwas derart Falsches gemacht haben. Oder sie geben Ihnen das Gefühl, vollkommen wertlos zu sein. Auch bei der wiedergutmachenden Entschuldigung können Teile mitmischen. Der Unterschied liegt nur darin, dass Sie sich dieser Teile bewusst sind.

Wenn Sie sich aus einem Beschützer heraus entschuldigen, wird Ihr Partner die Unehrlichkeit oder das Extrem spüren. Er wird sich nicht wahrgenommen fühlen. Wenn ein Partner sagt: »Warum müssen wir schon wieder damit anfangen? Ich habe mich schon so oft dafür entschuldigt«, ist das häufig darauf zurückzuführen, dass der Betroffene nie eine reine Entschuldigung erhalten hat – eine Entschuldigung, die von der geringschätzigen Energie der Beschützer nicht verunreinigt wurde. Beschützergeführte Entschuldigungen beinhalten oft Sätze wie: »Es tut mir leid, wenn ich dir wehgetan habe« oder »Es tut mir leid, dass deine Gefühle verletzt sind«. Darauf folgt schnell eine Rechtfertigung des beleidigenden Verhaltens. Oder Sie beteuern, dass Ihre Absicht gut war und nur falsch verstanden wurde. Ihre Beschützer möchten es schnell hinter sich bringen. Deshalb unterbrechen sie Ihren Partner oft, wenn er beschreibt, was Sie getan haben, noch bevor die Verbannten des Partners sich von Ihnen völlig verstanden fühlen. Deshalb wird Ihr Partner das Thema wieder anbringen – vielleicht auf extremere Weise –, bis er sich völlig verstanden fühlt. Es kommt außerdem häufig vor, dass der beleidigende Partner eine knappe Entschuldigung abgibt. Danach möchte er sofort, dass der andere anerkennt, wie sehr dieser ihn zu einem anderen Zeitpunkt verletzt hat: »Es tut mir leid. Aber was ist mit dem, was du getan hast?« Schließlich sind nur noch verängstigte, beschwichtigende Beschützer am Werk. Sie übertreiben ihre Reue und Selbstabwertung, um sich Ihren Partner vom Hals zu halten: »Ich kann gar nicht glauben, dass ich dir das angetan habe. Ich bin so ein furchtbarer Mensch. Kannst du mir jemals verzeihen?«

Wenn Sie stattdessen die Beschützer beruhigen können, die in Ihrem Kopf toben, sind Sie in der Lage, den Schmerz hinter den extremen Äußerungen Ihres Partners zu hören. Sie können dann Ihr Herz diesem Schmerz gegenüber offenhalten. Das wird Sie dazu inspirieren, die richtigen Worte zu finden. Eigentlich sind die Worte viel weniger wichtig als die dahinterliegende Energie. Ihr Selbst wird einen Weg finden, um auszudrücken, wie leid es Ihnen tut, dass Ihr Partner leidet.

Ihr Partner möchte dasselbe, was Verbannte generell wollen. Das beinhaltet die folgenden drei Schritte:

1. Sie bezeugen voller Mitgefühl, was aus seiner oder ihrer Perspektive heraus geschehen ist, und erkennen an, wie sehr es ihn oder sie verletzt hat.
2. Sie drücken Ihre Empathie für diesen Schmerz ehrlich aus und bedauern es, ihm oder ihr diesen zugefügt zu haben (wie unbeabsichtigt auch immer).
3. Sie beschreiben die Schritte, die Sie unternehmen werden, damit so etwas nicht noch einmal vorkommt.

Nicht alle Menschen brauchen alle drei Schritte. Viele fühlen sich besser, nachdem sie Schritt 1 oder 1 und 2 erhalten haben. Sie brauchen Schritt 3 gar nicht mehr. Schritt 3 ist bei besonders verletzenden oder chronischen Verhaltensweisen wichtig.

Es gibt allerdings oft Probleme bei Schritt 3. Viele verletzende Verhaltensweisen sind schwierig zu verändern, solange die Teile, die dieses Verhalten antreiben, nicht gefunden und geheilt wurden. Viele Paare sind verzweifelt und resigniert, da jeder von ihnen dem anderen wiederholt versprochen hat, mit diesen verletzenden Verhaltensweisen aufzuhören. Sie meinten es jedes Mal ernst. Es stellte sich aber heraus, dass sie ihr Versprechen nicht halten konnten. Solange sich Ihre Verbannten in höchst verletzlichen und vernachlässigten Zuständen befinden, werden Ihre Beschützer automatisch reagieren und ihre verletzenden Aktionen wiederholen. Willenskraft, Wachsamkeit sich selbst gegenüber und gute Absichten können das nicht vollständig verhindern.

Realistischer ist es, in Bezug auf Schritt 3 zu versprechen, dass Sie versuchen werden, die Teile, die hinter dem verletzenden Verhalten stehen, zu finden und mit ihnen zu arbeiten. Für den Moment ist das vielleicht nicht so befriedigend für die Verbannten Ihres Partners, als ob Sie sagen würden: »Ich schwöre, ich werde das nie wieder tun.« Dennoch kann die folgende Bemerkung unglaublich heilsam sein: »Ich nehme wahr, wie oft ich dich verletzt habe, indem ich so kritisch war. Deswegen werde ich daran arbeiten, dass das aufhört. Es dauert vielleicht eine Zeit lang. Ich bin aber fest dazu entschlossen, weil ich dich liebe und dich nicht mehr verletzen möchte.« Das gibt Ihrem Partner Hoffnung, da er weiß, dass es etwas ist, das Sie – vielleicht mit Unterstützung – wirklich tun können. Für Sie schreitet ein ehrenhafter Prozess voran: Sie nutzen Ihre Beziehung dazu, Teile zu finden und zu entlasten, die Ihr Herz verschlossen halten. Wenn Sie es so betrachten, fühlen sich Entschuldigungen und Veränderungsverpflichtungen nicht mehr an, als würden Sie gefügig gemacht. Stattdessen werden sie zu aktiven und mutigen Schritten auf dem Weg zu persönlichem Wachstum und Wachstum der Beziehung – zu Elementen mutiger Liebe.

Ich habe mit vielen schikanierten Partnern und Partnerinnen gearbeitet. Sie reagierten mit Erleichterung auf eine solche selbstgeführte Entschuldigung. Sie sagten spontan, dass ihr Schmerz zwar real sei, ihnen aber bewusst wäre, überreagiert zu haben. Es tue ihnen leid. Sie verpflichteten sich ebenfalls dazu, die beteiligten Teile zu finden und mit ihnen zu arbeiten. So können Zeiten in Ihrer Beziehung, in denen Sie sich mit Ihrem Partner nicht verbunden fühlen, Ihnen beiden reichhaltige Ausgangspunkte liefern. Ihr Partner dient Ihnen auch dabei als geschätzter Tor-Mentor.

Bei ernsten Vertrauensbrüchen oder Verletzungen der Sicherheit des Partners wird die einmalige echte Entschuldigung nicht ausreichen. Der Partner oder die Partnerin, von dem oder der der Angriff ausging, muss das Vertrauen des Opfers im Laufe der Zeit erst zurückgewinnen. Auch diesen Prozess können Beschützer verhindern. Nach einer einmal getätigten Entschuldigung möchten sie den Vorfall nicht mehr thematisieren: »Warum diese offene Wunde berühren?« Wird wieder darüber gesprochen, sagen sie: »Ich habe mich bereits dafür entschuldigt.« Von Ihnen erwarten sie, dass Sie Ihre Rolle bagatellisieren oder entschuldigen und Einzelheiten unter den Teppich kehren.

Das ist das genaue Gegenteil von dem, was der gequälte Partner braucht. Ihm geht es darum, dass das Thema Sie nicht loslässt. Sie sollen nicht vergessen, was Sie getan haben und wie sehr es ihn verletzt hat. Janis Abrahms Spring zeigt in ihrem Buch *How can I forgive you?* auf, dass Ihr Partner sich nicht so sehr auf das konzentrieren muss, was Sie getan haben, wenn Sie sich selbst darauf konzentrieren: »Sie, der Täter, beweisen, dass Sie sich Ihres Vergehens voll bewusst sind und die Absicht haben, es nie wieder dazu kommen zu lassen. Sie, das Opfer, kümmern sich weniger um die Verletzung und beginnen, sie loszulassen.«[42]

Folglich ist es notwendig, dass Sie Ihre Beschützer außer Kraft setzen. Sie sollten den Vorfall und Ihre Reue darüber oft thematisieren. Sie sollten darüber sprechen, wie Sie mit Ihren Teilen arbeiten, damit sich der Vorfall nicht wiederholt. Sie müssen auch Geduld für die erhöhte Schutzhaltung Ihres Partners aufbringen. Vielleicht muss er Ihnen gegenüber noch lange distanziert, feindselig und voller Misstrauen sein. Vielleicht muss er Sie immer wieder verhören, bis Sie sein Vertrauen wiedergewonnen haben. Jedes Mal, wenn Sie ihn für dieses Verhalten kritisieren, behindern Sie den Prozess.

Sobald Ihr Partner bemerkt, dass Sie Ihr Fehlverhalten ernst nehmen und hart daran arbeiten, sich zu verändern, kann er seine äußere Wachsamkeit fallen lassen. Stattdessen kann er sich wieder mit seinen Verbannten verbinden, die von Ihnen so sehr verletzt wurden. Wenn er seine Verbannten davon überzeugt, dass er selbst die Hauptverantwortung dafür übernimmt, sich um sie zu kümmern, können sie den Schmerz Ihres Verrats loslassen.

An diesem Punkt ist echte Vergebung möglich. Wenn jemand zu vergeben versucht, bevor diese Heilung stattgefunden hat, wird Vergebung erzwungen. Das endet damit, dass die Teile verbannt werden, die noch immer misstrauisch und verletzt sind.

Wenn Paare in der Lage sind, Schaden wiedergutzumachen und von großen und kleinen Entzweiungen zu lernen, können sie sich in der Beziehung entspannen. Sie haben das Gefühl, dass es Bewegung gibt, dass sie nicht für den Rest Ihres Lebens in den gleichen alten Mustern stecken bleiben. Die meisten Menschen können viele Eigenarten ihres Partners und fast alles, was sie an ihm ärgert, tolerieren: Sie wissen, dass sie vorübergehend sind. Sie verzweifeln erst dann, wenn es scheint, als hätten sie diese Ärgernisse für den Rest ihres Lebens am Hals. Wenn beide Partner sehen, dass der andere seine Arbeit macht, entsteht Hoffnung. Die sich auftürmenden Hindernisse schwinden in ihrem Licht dahin. Erst wenn diese Muster sich chronifizieren, werden sie unerträglich.

Befreit vom ewigen Kreislauf wiederholter Verletzungen, schaler Versprechen und Enttäuschungen legen die Beschützer nach und nach ihre Waffen nieder. Sie verlagern sich mehr und mehr von der zuvor beschriebenen Anti-Gruppe in Richtung Pro-Gruppe. Da jetzt im Gegensatz zu früher die positiven Interaktionen überwiegen, ist viel mehr Akzeptanz für die Schwachstellen des anderen vorhanden. Jeder reagiert weniger auf die Beschützer des anderen. Es gibt ein größeres Interesse an Wiedergutmachung nach einer Entzweiung. In dieser sicheren Umgebung können beide Partner ihre Verbannten anerkennen und damit beginnen, sie zu heilen. Jeder fühlt sich dafür verantwortlich, in erster Linie selbst für seine entlasteten Verbannten zu sorgen. Dadurch gerät das Paar sogar weniger unter Druck, den anderen verändern zu wollen. Das gibt dem anderen paradoxerweise den Freiraum, sich wirklich zu verändern.

Die Liebesbeziehung

Wenn sich diese positive Feedback-Schleife in Ihrer Beziehung verwurzelt, interessieren Sie sich mehr für die inneren Entdeckungen Ihres Partners. Sie unterstützen seine Arbeit, während Sie gleichzeitig von Ihrer eigenen fasziniert sind. Jetzt sind Sie füreinander vertraute Wegbegleiter geworden. Sie unterstützen sich gegenseitig sowohl auf den inneren als auch auf den äußeren Reisen des Wachstums und des Lernens. Sie wissen, dass Sie sich gegenseitig triggern werden. Aber Sie wissen auch, dass Sie es wiedergutmachen und sich wieder verbinden können. Alle Teile sind willkommen. Ganz gleich was für ein verrücktes oder extremes Bild sie anfänglich abgaben, wissen Sie beide, dass es sich nur um Teile handelt. Sie werden ihre Werte enthüllen, sobald sie ihre Geschichte erzählt haben und Entlastung stattgefunden hat. Dann werden sie in Ihrer gemeinsamen, aus zwei Personen bestehenden inneren Familie willkommen geheißen.

Wenn Paaren das wirklich klar wird, müssen sie nicht mehr überreagieren, wenn der andere Stimmungsschwankungen hat. Wenn ein Partner eine »Teile-Attacke« erlebt, bleibt der andere selbstgeführt und ermutigt den angreifenden Partner, seinen Teilen zu helfen. Das unterbricht den Teufelskreis des Teile-Kriegs, der die Interaktionen der meisten verzweifelten Paare charakterisiert.

6

Das Gesamtbild

In diesem Buch habe ich viele Konzepte und Methoden vorgestellt. Wahrscheinlich ist für Sie schwer vorstellbar, wie sich alle in einer Lebensform zusammenfügen können. In diesem Kapitel werde ich ein Bild davon vermitteln – mit dem Vorbehalt, dass es sich um eine notwendige Vereinfachung handelt, die vielleicht nicht vollkommen zu Ihrer konkreten Situation passt. Zusätzlich werde ich Nähe in ihrer ganzen Tiefe erforschen und vier Formen beschreiben, die sie annehmen kann.

Konflikt

Wenn Sie die Inhalte dieses Buchs verstanden haben, wird Ihnen auffallen, dass sich Ihre Sichtweise verändert hat. Sie erwarten zum Beispiel nicht mehr von Ihrem Partner, dass er Ihnen das Gefühl vermittelt, vollständig oder wertvoll zu sein. Sie erwarten auch nicht, dass er Sie ermutigt oder Ihnen ein Gefühl von Sicherheit vermittelt. Mit anderen Worten: dass er derjenige ist, der sich in erster Linie um Ihre Teile kümmert. Während Ihr Partner möglicherweise alle diese Gefühle zu unterschiedlichen Zeiten in Ihnen weckt, wissen Sie, dass Sie Ihren Teilen ebenfalls helfen können, sich so zu fühlen. Ihr Wohlergehen hängt nicht von ihm ab. Wenn Sie diese positiven Emotionen einmal nicht fühlen, machen Sie deshalb nicht Ihren Partner dafür verantwortlich. Außerdem schreiben Sie ihm nicht mehr das ganze Verdienst dafür zu, wenn Sie sich gut fühlen.

Wenn Sie sich einsam, wertlos, depressiv, erschrocken oder erniedrigt fühlen, sind Sie ebenfalls nicht vollkommen davon abhängig, dass Ihr Partner Sie aus diesem Sumpf wieder herauszieht. Sie greifen auch nicht zu den anderen Rettungsringen, die unsere Kultur uns anbietet. Sie wissen, wie Sie sich verletzten Verbannten zuwenden und sie lieben können. Wenn Ihre Teile dermaßen getriggert werden, dass Sie ihnen im Moment nicht helfen können, ist Ihnen dennoch bewusst, dass es sich nur um eine »Teile-Attacke« handelt und dass sie vorbeigehen wird. Sie sind in der Lage, das Zentrum des inneren Sturms zu bleiben. Deshalb schaffen Sie es auch, das Zentrum des äußeren Sturms mit Ihrem Partner zu bleiben. Sobald der Sturm vorübergegangen ist und die Teile sich wieder beruhigt haben, können Sie sich jenen liebevoll zuwenden, die durcheinander waren, und ihnen bei der Heilung helfen.

Sie erwarten von Ihrem Partner nicht, dass er die Selbstführung kontinuierlich aufrechterhält. Wenn er in keinem selbstnahen Zustand ist, wissen Sie, dass es sich nur um eine vorübergehende »Teile-Attacke« handelt. Da Ihnen das bewusst ist, können Sie Ihre Teile davon abhalten, überzureagieren, wenn er schwach, bedürftig, Ihnen gegenüber kritisch, wütend, ängstlich oder distanziert ist. Sie erinnern Ihre Teile daran, dass nur ein kleiner Teil von ihm aktiv ist. Er ist wahrscheinlich kindlich und reagiert auf einen intensiven inneren Schmerz, für den Sie vielleicht der Grund sind oder auch nicht. Sie bedenken, dass er nicht unbedingt alle extremen Dinge meint, die der Teil sagt. Die inhaltlichen Übertreibungen nehmen Sie daher nicht persönlich und müssen darauf auch nicht reagieren. Stattdessen fühlen Sie den Schmerz, die Scham oder die Angst – also das, was diesen Teil antreibt. Sie reagieren voller Mitgefühl darauf. Sein Selbst ist noch immer in ihm und wird bald zurückkommen, obwohl gerade ein Teil im Vordergrund ist.

In einer Paarbeziehung gelingt es mir nicht immer, die Selbstführung auf diese Weise aufrechtzuerhalten. Wenn es mir allerdings gelingt, dann ist es eine erstaunliche Erfahrung. Die Aussagen meiner Partnerin würden normalerweise eine Explosion in meinem Bauch, eine emotionale Überflutung, automatische Vergeltung oder Rückzug verursachen (was nur die Extreme der Teile meiner Partnerin schüren würde). Aber sie verlieren ihre Macht über mich. Stattdessen beobachte ich, wie ihre Teile getriggert werden, wie sie Dinge verdreht und Forderungen stellt. Ich verstehe, dass sie aus einem ihrer Teile heraus spricht, der wahrscheinlich sehr jung ist und der in dem Moment sehr leidet. Ich bringe dann Mitleid für sie auf und interessiere mich für ihre Verletzung. Ich erinnere meine Teile daran, dass ich nicht auf ihre Energie oder auf die Verdrehungen eingehen muss. Ich versichere meinen Teilen, dass sie letztendlich zurückkommen wird. Dazu müssen sie mir nur erlauben, mein Herz offen- und meinen Geist interessiert zu halten. Ich erinnere sie ebenfalls daran, dass es nicht bedeutet, dass ich schlecht bin, dass meine Partnerin mich verlässt oder dass ich leiden muss, wenn sich herausstellt, dass ich etwas Verletzendes getan habe. Es bedeutet nur, dass eine Wiedergutmachung nötig ist.

Erstaunlicherweise kommt der Partner zumeist zurück – und zwar ziemlich schnell. Dann können wir den Streit umgehen, auf den stunden- oder tagelange Distanz folgt, bis einer von uns klein beigibt. Ich muss innerlich nicht unaufhörlich meinen Teilen zuhören, die mir sagen, wie unfair er sei oder dass ich die Beziehung beenden sollte. Gleichzeitig vermeide ich aufblitzende Ängste, verlassen oder für immer gehasst zu werden, weil ich das getan habe. Außerdem gebe ich der Scham nicht nach, dass ich als Partner ein vollkommener Versager sei. Keiner der Beschützer muss eines der drei Projekte aufgreifen. Stattdessen veranlassen wir eine kleine, ein paar Minuten dauernde Wiedergutmachung, sobald der Partner wieder in seinem Selbst ist. Bei dieser Wiedergutmachung sage ich meiner Partnerin, dass mir die verletzenden Dinge leidtun, die ich gesagt habe und die ihren Teil getriggert haben. Sie erklärt, dass es ihr leidtut, dass ihr Teil auf so eine extreme Weise übernommen hat. Bingo! Schon sind wir wieder verbunden.

Es ist allerdings wichtig, nicht zu vergessen, dass Ihre Fähigkeit, das Zentrum des Sturms zu bleiben, sehr stark damit zusammenhängt, dass Sie die Hauptverantwortung dafür übernehmen, für Ihre Teile zu sorgen. Bevor meine Teile das Vertrauen gefasst hatten, dass ich für sie sorgen kann, ganz gleich was meine Partnerin tut, konnte ich meiner automatischen Reaktion auf sie nie widerstehen. Es stand zu viel auf dem Spiel. Ihre Worte waren wie Messer, die die Herzen meiner kleinen Verbannten aufspießten, die so verzweifelt darauf aus waren, ihre Liebe zu bekommen. Meine Beschützer hatten keine andere Wahl, als zurückzuschlagen oder Mauern aufzubauen. Als meine Teile begannen, mir zu vertrauen, wurden diese Messer stumpf und prallten an ihren kleinen Körpern ab. Jetzt kann ich mutig lieben. Wenn ich das Zentrum des Sturms bleibe, dann nicht, um sie zu einer Veränderung zu bewegen, sondern um das Vertrauen meiner Teile in meine Selbstführung weiter zu festigen.

Ein weiterer Perspektivenwechsel erfordert, das Konzept des immer liebevollen Seelenpartners aufzugeben und das des Partners als wertvoller Tor-Mentor aufzugreifen. Er ist im Falle von Paarkonflikten von großer Bedeutung. Wenn meine Partnerin in der Vergangenheit etwas Ärgerliches tat, fragte ich mich: »Warum habe ich jemanden am Hals, der so etwas tut? Warum kann sie nicht immer einfühlsam/rücksichtsvoll/niveauvoll/ selbstlos … sein?« Jetzt höre ich diesem inneren Jammern eine Weile zu, erwische mich dann aber dabei und verlagere meine Aufmerksamkeit von meiner Partnerin weg hin zu meinem Schmerz. Ich finde hinter all dem Jammern immer einen Teil in mir, der meine Liebe braucht. Bis jetzt hat er noch nicht die Möglichkeit gehabt, sich zu entlasten.

Es gibt natürlich Zeiten, in denen keiner der Partner das Zentrum des Sturms bleiben kann. Dann sind beide so überwältigt, dass keiner die Selbstführung aufrechterhalten kann. Hier ist ebenfalls entscheidend, welche Erwartungen ich hege. Wenn mir das früher passierte, sagte ich mir im überwältigten Zustand: »Klar, sie liebt mich nicht und ich liebe sie nicht. Warum sind wir dann noch zusammen?« Diese Streitereien wurden zu den dunkelsten Nächten unserer Beziehung. Wir nahmen uns beide die verletzenden Dinge, die wir zueinander sagten, sehr zu Herzen und wussten nicht, wie wir diese Verletzungen danach wiedergutmachen konnten. Folglich erzeugten sie in uns beiden neue Bindungs-Wieder-Verletzungen. Einige Teile von uns verlagerten sich dadurch auf die Anti-Beziehungs-Seite. Das daraus hervorgehende Überwiegen negativer Interaktionen ließ uns beide bereits auf Kleinigkeiten reagieren, was noch mehr vom Gleichen erzeugte.

Wenn meine Partnerin und ich heute von einem Teil überwältigt sind, erinnere ich mich daran, dass es sich bei mir, wie auch bei ihr, nur um einen Teil handelt, selbst wenn ich meinen Teil nicht davon abhalten kann, extrem zu sein. Mit diesem Wissen erinnere ich mich daran, dass unsere Worte nicht unsere wirklichen Gefühle widerspiegeln, dass der Konflikt vorübergehender Natur ist und bald vorbei sein wird und dass wir alles wiedergutmachen und uns wieder miteinander verbinden werden. Es ist, als würde ich die Teile festhalten und beruhigen, die von unseren kämpfenden Beschützern so verängstigt wurden. Diese innere Beruhigung minimiert die Bindungs-Wieder-Verletzungen und Flucht hin zur Anti-Beziehungs-Seite. Ich erwarte, dass sie und ich den Streit dazu nutzen werden, die daran beteiligten Teile zu entdecken und zu heilen. Mit diesem Verständnis und einer solchen Erwartung fürchtet man Kämpfe nicht mehr so sehr. Sicher freut man sich auch nicht über sie. Aber wir wissen, dass sie wertvolle Ausgangspunkte bieten, die unserer Beziehung in Zukunft förderlich sein können.

Ich werde diesen Prozess rund um Konflikte nachfolgend zusammenfassen. Untersuchen wir zuerst die neue Perspektive, die den Unterschied ausmacht:

- Die Tatsache, dass unser Partner bzw. unsere Partnerin uns triggert, ist an sich keine schlechte Sache. Wir sind hier, um Lektionen zu lernen, und unser Partner oder unsere Partnerin ist ein großartiger Tor-Mentor.
- Wenn einer oder eine von uns aufgebracht und extrem ist, dann ist er oder sie nur vorübergehend von einem Teil überwältigt. Das liebende Selbst ist noch immer in jedem von uns und wird bald wieder hervorkommen.
- Es ist nützlich, dass wir von Teilen überwältigt werden. Das ermöglicht uns, die Schlüssel-Verbannten zu heilen, die die Beschützer antreiben – vorausgesetzt wir führen den Prozess zu Ende.
- Keiner von uns ist gezwungen, genauso extrem zu reagieren wie der Partner oder die Partnerin. Stattdessen kann jeder das Zentrum des Sturms bleiben, wenn der andere von einem Teil überwältigt ist.

- Wenn beide Partner überwältigt wurden, können wir immer noch unsere eigenen Verbannten trösten, selbst in den dunkelsten Zeiten.
- Es ist unsere persönliche Verantwortung, uns vorrangig selbst um unsere Teile zu kümmern. Das ist immer möglich, ganz gleich, was unser Partner oder unsere Partnerin tut.
- Außerdem sind wir dafür verantwortlich, eine Wiedergutmachung zu veranlassen und uns für unsere extrem gewordenen Teile zu entschuldigen. Dabei spielt keine Rolle, was unser Partner oder unsere Partnerin getan hat.

Wenn Sie diese Sichtweise übernommen haben, können Sie die folgenden Schritte unternehmen, sobald Ihr Partner getriggert und von einem Beschützer vereinnahmt wurde:

- Vermeiden Sie eine innerliche Überreaktion. Erinnern Sie Ihre Teile daran, dass Sie noch immer bei ihnen sind und dass Schmerz hinter der Wut liegt.
- Jeder bleibt das Zentrum des Sturms. Wenn das nicht gelingt und Ihre eigenen Beschützer Sie überwältigen, separieren Sie sich genug von ihnen, um zu erkennen, dass es sich um eine Teile-Attacke handelt und nicht um Ihre wahren Gefühle.
- Wenden Sie sich später nach innen – werden Sie neugierig darauf, was während des Vorfalls in Ihnen passiert ist. Laden Sie Ihren Partner oder Ihre Partnerin ein, dasselbe zu tun.
- Sobald jeder von Ihnen die beteiligten Teile entdeckt hat, können Sie sich als Teil der Wiedergutmachung gegenseitig davon berichten. Sprechen Sie besonders über die Verbannten, die die Schutzhaltung ausgelöst haben.
- Entschuldigen Sie sich für Ihr extremes Verhalten und arbeiten Sie mit den Teilen, die Sie im eigenen Inneren gefunden haben.

- Tun Sie diese innere Arbeit, wenn sich die Gelegenheit bietet, und berichten Sie Ihrem Partner oder Ihrer Partnerin später davon.

Nähe

Vier Arten von Nähe

Dieser letzte Schritt, Ihrem Partner oder Ihrer Partnerin von Ihren inneren Entdeckungen und Heilungen zu berichten, bringt uns wieder zum Thema Vertrautheit schaffen und aufrechterhalten. Meiner Meinung nach ist es ein wesentlicher Aspekt von Nähe, zu wissen, dass Sie Ihrem Partner über jeden Teil von sich berichten und darauf vertrauen können, dass er mit Liebe und Akzeptanz reagiert. Gegen Ende der Paartherapie begannen Kevin und Helen Brady, die Freude, Erleichterung und das Zusammengehörigkeitsgefühl zu spüren, die immer dann entstehen, wenn man jemanden so tief kennen- und akzeptieren lernt.

Es ist nicht leicht, diese Ebene der Vertrautheit zu erreichen. Viele Menschen sind sich sicher, dass viele ihrer Teile inakzeptabel sind. Wie bereits im Kapitel über Neo-Verbannte erläutert, ist der Glaubenssatz weit verbreitet, dass gewisse Teile fast alle Partner bedrohen oder vertreiben könnten. Es braucht schon eine große Portion mutiger Liebe, damit es Ihnen möglich wird, Ihrem Partner zuzuhören, wenn er Ihnen berichtet, dass er einen Teil hat, der eine Affäre haben möchte oder es nicht aushält, wie Sie aussehen, ohne dass Sie deswegen ausflippen. Es hilft allerdings, wenn Ihr Partner für seine Teile spricht, statt aus ihnen heraus, wenn er Ihnen diese Dinge erzählt.

In der Kommunikation zwischen Paaren ist die Energie hinter den Worten ausschlaggebend. Wenn Sie von Ihrem Selbst aus sprechen, können Sie sogar erschreckende und herausfordernde Dinge sagen. Ihr Partner wird trotzdem irgendwo in seinem Inneren Ihre aufrichtige Liebe für ihn heraushören. Daher ist ein zweiter Aspekt von echter Nähe die Aufrechterhaltung einer zugrundeliegenden Verbundenheit zwischen Ihrem Selbst und dem Selbst Ihres Partners. Sie bildet das Fundament, das alle Risiken tragen kann, die Sie miteinander eingehen. Diese Verbundenheit wurde im Laufe der Zeit aufgebaut, und zwar in den Momenten, als Sie beide Ihre Beschützer fallengelassen und aus der ruhigen, klaren, zuversichtlichen und mutigen Energie des Selbst heraus miteinander interagiert haben. Sobald sie lernten, sich von ihrem Selbst aus aufeinander zu beziehen, bauten Kevin und Helen eine solche beständige intensive Verbundenheit zueinander auf.

Es gibt einen dritten Aspekt von Nähe, auf den ich mich in diesem Buch weniger konzentriert habe. Wahrscheinlich ist er Ihnen am vertrautesten. Es geht um die Verbundenheit, die daraus entsteht, dass jeder Partner aus einem Teil heraus mit einem ähnlichen oder komplementären Teil des anderen interagiert. Die Hauptverbundenheit einiger Paare rührt zum Beispiel aus dem Zusammenspiel ihrer sexuellen Teile. Bei anderen ist es die verspielte Neckerei der Teile, die Spaß und Partys lieben. Die Vertrautheit anderer Paare rührt aus komplementärer Verbundenheit, wenn zum Beispiel der Verbannte einer Person sich an den Beschützer oder den Kümmerer des anderen bindet.

Per se ist nichts an einer solchen Art von Vertrautheit auszusetzen. Wenn sie im Kontext von zwei selbstgeführten harmonischen inneren Systemen gelebt wird, kann sie wunderbar sein. Viele Paare haben sich aber ursprünglich aus zwei höchst belasteten Teilen heraus verliebt, deren Bedürfnis nach dem anderen das Urteil ihres Selbst zunichtegemacht hat. Wie sich bei Kevin und Helen gezeigt hat, sind die ungesunden, teilebasierten Bindungen mächtig. Sie müssen durch eine vorübergehende äußere Trennung gelöst werden. Erst dann kann jeder Partner beginnen, seine eigenen Verbannten entsprechend zu beachten. Danach ist eine Wiederverbindung möglich. Vielleicht stellen Sie dann fest, dass die gleichen Teil-zu-Teil-Verbindungen jetzt gesunde Beigaben für eine vollständigere Nähe sind. Daher kann Nähe von Teil zu Teil Bestandteil einer gesunden Beziehung sein. Die Voraussetzung dafür ist, dass die anderen Arten von Nähe ebenfalls vorhanden sind.

Bei der letzten Form von Nähe geht es darum, sich in zweiter Linie verantwortlich zu fühlen, für die Teile des Partners zu sorgen. Es handelt sich um die Bindung, die entsteht, wenn ein Partner dem anderen erlaubt, in zweiter Linie für seine oder ihre Verbannten verantwortlich zu sein. Diese Verbindung vom Selbst des einen zu einem Teil des anderen erzeugt unter Partnern eine liebende Dankbarkeit im Empfangenden und eine tiefe Zuneigung im Gebenden. Wenn Paare so weit kommen, dass sie das füreinander tun können, erfüllen sie das Versprechen einer Beziehung: sich aktiv dabei zu unterstützen, die Lektionen über Liebe und Vertrauen zu lernen. Darum sind wir hier. Sie werden wahre Seelenverwandte – nicht aus einer romantischen Fantasie heraus, sondern als Gefährten, die sich gemeinsam auf eine Seelenreise begeben, um zu entdecken, wie man Liebe gibt und empfängt.

Nachdem er einige Tage lang still vor sich hin gelitten hatte, erzählte Raul Lupe zum Beispiel, dass ihn ihre Zurückweisung seiner Idee eines Wochenendausflugs verletzt hatte. Sie hörte ihm interessiert und nicht abwehrend zu. Plötzlich brach er zusammen und begann, heftig zu weinen. Sie ging schnell zu ihm, hielt seinen Kopf an ihre Brust und fragte sanft: »Was ist los, Baby?« Raul antwortete mit einer jungen, bebenden Stimme, er sei ein Versager und niemand möge ihn. Lupe versicherte ihm, dass das für sie nicht stimme und dass es ihr leidtue, dass andere Menschen ihm dieses Gefühl gegeben hätten. Nachdem sie sich noch ein paar Minuten trösten ließen, traten Rauls Verbannte wieder zurück. Von seinem Selbst aus sagte Raul, er habe gewusst, dass er sich schlecht gefühlt hätte. Ihm sei allerdings nicht klar gewesen, dass sein Schmerz von den Wertlosigkeitsgefühlen dieses Jungen verursacht wurde. Er bedankte sich bei Lupe für ihre Hilfe, den Jungen zu finden und zu trösten. Ab jetzt würde er wieder selbst übernehmen. Er sagte ebenfalls, dass es sehr beängstigend für ihn gewesen sei, so viel Schwäche zu zeigen und um das zu bitten, was er brauche. Er war Lupe daher für ihre liebevolle Reaktion sehr dankbar.

Eine solche Interaktion zwischen Lupe und Raul wäre sechs Monate vorher noch undenkbar gewesen. Beide hatten Lasten rund um Geschlechterrollen getragen, die das verhindert hätten. Keiner von beiden wäre in der Lage gewesen, für seine eigenen Verbannten zu sorgen. Ich ermutige Klienten und Klientinnen, zu warten, bis sie die Hauptverantwortung für ihre Teile übernommen haben, bevor sie diese Form von Nähe zulassen. Die Erfolgschancen stehen schlecht, wenn sie es vorzeitig versuchen. Wenn sie scheitern, entstehen daraus nämlich weitere Bindungs-Wieder-Verletzungen. Ich empfehle ihnen auch, zu warten, bis Gegenseitigkeit möglich ist, damit keine Muster entstehen, in denen der eine immer der Elternteil und der andere immer das Kind ist.

Jede dieser vier Formen von Nähe – sich gegenseitig Teile beschreiben, Beziehung von Selbst zu Selbst, Beziehung von Teil zu Teil, sich verantwortlich dafür zu fühlen, sich um die Teile des Partners zu kümmern (Beziehung von Selbst zu Teilen) – ist allein für sich schon kraftvoll. Wenn in einer Beziehung alle vier möglich sind, wird sie so vital, dass beide Partner in ihr ausruhen können. Sie wissen, dass sie zu Hause sind.

Jede dieser vier Formen von Nähe erfordert die Fähigkeit, sich nach innen zu wenden und danach auszudrücken, was man dort gefunden hat. Paare versuchen jedoch zu oft, vertraute Nähe verfrüht zu erreichen. Manche Therapeuten und Therapeutinnen ermutigen sie sogar dazu. Es gibt allerdings einige Voraussetzungen für anhaltende Nähe, die von vielen Paaren und Paartherapeuten ignoriert werden.

Voraussetzungen

Die erste Voraussetzung sind Zeit und Energie. Wie in Kapitel 2 dieses Buchs beschrieben, haben Paare heute zumeist kaum Zeit, ihre täglichen Aufgaben zu koordinieren. Noch viel weniger reicht sie aus, um auf Entdeckungsreise zu sich selbst zu gehen und sich gegenseitig mitzuteilen, was sie dabei herausfinden. Echte Nähe ist nichts für Erschöpfte, unter Druck Stehende, Abgelenkte oder Überarbeitete. Wenn das auf Sie zutrifft und diese Zwangslage unvermeidlich ist, passen Sie Ihre Erwartungen an. Warten Sie, bis Sie mehr Ruhe und Raum in Ihrem Leben haben, um sich und Ihren Partner wirklich kennenzulernen. Machen Sie nicht Ihren Partner oder sich selbst dafür verantwortlich, wenn Sie in Ihrer Beziehung Distanz erleben – daran lässt sich nichts ändern.

Die meisten Menschen haben allerdings Beschützer, die sie davon überzeugen, dass ein solcher Lebensstil notwendiger ist als zutrifft. Ich lasse sie zuerst mit diesen Teilen arbeiten. Erst wenn Sie genug Raum für Ihre Beziehung in Ihrem Leben geschaffen haben, beginnen wir, an Ihrer Beziehung zu arbeiten. Erst dann hat echte Nähe überhaupt eine Chance. Vielleicht macht es auch für Sie Sinn, Ihre strebsamen und gehetzten Teile sowie das, was sie beschützen, zu untersuchen, bevor Sie nach Nähe in der Beziehung streben – oder sie aufgeben.

Die zweite Voraussetzung ist Sicherheit. Zwei der vier Arten von Nähe erfordern ein hohes Maß an Verletzlichkeit, da Sie Ihrem Partner Ihre Verbannten enthüllen. Das ist für die meisten Menschen sogar in einer sehr sicheren Beziehung furchterregend. Ich ermutige Klienten und Klientinnen nicht dazu, ihren Partnern einen direkten Zugang zu ihren Verbannten zu gewähren. Erst müssen sie darauf vertrauen können, dass es nicht Distanz, Verachtung, Ablehnung oder andere brutale Beschützer bei ihrem Partner triggert, wenn sie Schwäche oder andere intensive, verletzliche Gefühle zeigen. Bei vielen Paaren braucht das Zeit, denn sie beziehen sich auf die Verbannten ihres Partners genauso wie auf ihre eigenen. Bevor sie keinen anderen Umgang mit ihren eigenen Verbannten gelernt haben, wird es ihnen sehr schwerfallen, die des Partners nicht zu bestrafen.

Die beiden ersten Arten von Nähe erfordern weniger Verletzlichkeit und können genutzt werden, um Sicherheit zu erzeugen. Sie können Ihrem Partner oder Ihrer Partnerin zum Beispiel aus Ihrem Selbst heraus von einem verängstigten Teil in sich berichten, der Angst vor seinen oder ihren Wutausbrüchen hat. Indem Sie das tun, sind Sie weit weniger verletzbar, als wenn Sie in seiner Gegenwart zu diesem kindlichen, ängstlichen Mädchen werden, das weint oder zittert. Sie werden dann viel weniger wahrscheinlich eine Gegenreaktion in ihm bewirken. Ich bin der Meinung, dass es der Anfang von mehr Sicherheit in einer Beziehung sein kann, beide Partner in Selbstführung zu halten. Dann können sie von Selbst zu Selbst miteinander über ihre Teile sprechen, ohne diese einer Gefahr auszusetzen. Mit anderen Worten können die ersten beiden Formen der Nähe Wegbereiter für die letzten beiden sein.

Die effizienteste Sicherheitsmaßnahme ist jedoch, beiden Partnern zu helfen, der hauptverantwortliche Kümmerer für die eigenen Verbannten zu werden. Wenn die Verbannten in beiden Partnern entlastet wurden und dem Selbst vertrauen, können diese kindlichen Teile weniger schnell von einem bestimmten Verhalten des anderen verletzt werden. Zusätzlich werden sie empfänglicher für Wiedergutmachungsversuche. Diese Übernahme innerer Fürsorge – auch Nach-Beelterung genannt – ist allerdings schwer möglich, wenn ein Klient ständig von den ängstlichen oder erniedrigenden Beschützern eines Partners bombardiert wird. Um in solchen Fällen genügend Sicherheit zu gewinnen, ist vielleicht eine vorübergehende Trennung notwendig.

Wenn die oben genannten Voraussetzungen erfüllt sind und Paare beginnen, eine oder mehrere der vier Arten von Nähe zu erfahren, sagen sie häufig, dass sie nun alles haben, was sie je wollten. Es stellt sich heraus, dass unsere Bedürfnisse ganz schön einfach sind: gesehen und umarmt werden, sehen und umarmen. Damit das möglich wird, müssen wir in der Lage sein, genug von unserem inneren Dschungel aus dem Weg zu schaffen. Dann finden wir einen Partner fürs Leben, dessen Ziele ebenfalls gemeinsames Wachsen und Entlastung sind. Mit diesem Segen geht die Freude einher, zu wissen, dass wir genau das tun, weswegen wir hier sind, und dass wir damit nicht alleine sind.

Viel Glück

So wie das Altern ist auch eine Liebesbeziehung nichts für Feiglinge. Sie erfordert den Mut, dem ins Gesicht zu sehen, was in Ihnen und in Ihrem Partner hässlich und beängstigend ist, den Mut, aus ganzem Herzen zu lieben, ohne Besitzansprüche zu stellen, und zu riskieren, diese Liebe wieder zu verlieren. Deswegen sind echte Liebesbeziehungen so selten – und deswegen entscheiden sich so viele Menschen für ein beschützerdominiertes Leben als Paar oder dafür, alleine zu leben. Ich habe in diesem Buch eine ganze Palette herausfordernder Konzepte und Anregungen vorgestellt, von deren unkonventioneller Art Ihnen vielleicht zuerst ganz schummrig geworden ist. Ich kann Ihnen nur sagen, dass sie meinen Klienten und mir äußerst gut geholfen haben. Sie erhöhen die Chancen gewaltig, dass die Risiken, die Sie für Nähe auf sich nehmen, Wachstum und Heilung mit sich bringen. Ich wünsche Ihnen alles Gute mit Ihren Ausgangspunkten. Möge das Selbst mit Ihnen sein.

Anmerkungen

1 Debbie Ford (2002): *The Secret of the Shadow. The Power of Owning Your Whole Story*. New York: HarperCollins, S. 3

2 Ford, *Secret of the Shadow*, S. 3

3 Ford, S. 5

4 Ford, S. 6

5 Richard C. Schwartz (2023): *Introduction to Internal Family Systems*. Boulder, CO: Sounds True. Dt. Ausgabe *Das System der Inneren Familie: Einführung in die IFS-Therapie*. Kösel 2024

6 Walt Whitman, »Song of Myself«, sec. 51, Poets.org, Zugriff: 25. September 2022, poets.org/poem/song-myself-51

7 Margaret Mead (2001): »Can Marriage Be for Life«, in: *Male and Female: A Study of the Sexes in a Changing World*. New York: HarperCollins. Originally published in 1949

8 John Updike (1972): »How to Love America and Leave It at the Same Time«, in: *New Yorker*, August 11, 1972

9 Leonard Cohen: »Stories of the Street«, track 8 on *Songs of Leonard Cohen*, Columbia, 1967

10 Philip Cushman (1995): *Constructing the Self, Constructing America. A Cultural History of Psychotherapy*. New York: Addison Wesley

11 Peter Walsh (2007): *It's All Too Much: An Easy Plan for Living a Richer Life with Less Stuff*. New York: Free Press, S. 28

12 Walsh, *It's All Too Much*, S. 79

13 John F. Schumaker (2006): *In Search of Happiness. Understanding an Endangered State of Mind*. London: Penguin, S. 228

14 Frank Martela, Bent Greve, Bo Rothstein und Juho Saari (2020): »The Nordic Exceptionalism: What Explains Why the Nordic Countries Are Constantly Among the Happiest in the World«, World Happiness Report 2020, March 20, 2020, worldhappiness.report/ed/2020/the-nordic-exceptionalism-what-explains-why-the-nordic-countries-are-constantly-among-the-happiest-in-the-world/

15 Terrence Real (1997): *I Don't Want to Talk About It. Overcoming the Secret Legacy of Male Depression*. New York: Fireside, S. 328

16 John Gottman (1994): *Why Marriages Succeed or Fail. What You Can Learn from the Breakthrough Research to Make Your Marriage Last*. New York: Simon & Schuster

17 Gottman, *Why Marriages Succeed or Fail*, S. 147

18 Don Miguel Ruiz (1999): *The Mastery of Love A Practical Guide to the Art of Relationship*. San Rafael, CA: Amber-Allen. Dt. Ausgabe: *Vollendung in Liebe. Von der Kunst, mit sich und den anderen glücklich zu werden*. Ullstein, 2004

19 Elizabeth Gilbert (2006): *Eat, Pray, Love. One Woman's Search for Everything Across Italy, India, and Indonesia*. London: Penguin, S. 21. Zitierte dt. Ausgabe: *Eat, Pray, Love. Eine Frau auf der Suche nach allem quer durch Italien, Indien und Indonesien*. BvT Berliner Taschenbuch Verlags GmbH, 25. Aufl. 2010, S. 36, aus dem Amerikanischen von Maria Mill. © 2022, S. Fischer Verlag GmbH, Frankfurt am Main

20 Gilbert, *Eat, Pray, Love*, S. 20–21. Zitierte dt. Ausgabe: BvT Berliner Taschenbuch Verlags GmbH, 25. Aufl. 2010, S. 34/35, aus dem Amerikanischen von Maria Mill. © 2022, S. Fischer Verlag GmbH, Frankfurt am Main

21 Mona Barbera (2008): *Bring Yourself to Love. How Couples Can Turn Disconnection into Intimacy*. Boston: Dos Monos Press, S. xxii

22 Barbera, *Bring Yourself to Love*, S. xxiii

23 Michael Ventura (1985): *Shadow Dancing in the USA*. New York: St. Martin's Press, S. 19

24 John Welwood, hrsg. (1985): *Challenge of the Heart. Love, Sex, and Intimacy in Changing Times*. Boston: Shambhala, S. 37

25 Laura Kipnis (2003): *Against Love. A Polemic*. New York: Pantheon, S. 3

26 Welwood, *Challenge of the Heart*, S. 146

27 Welwood, S. 158

28 John M. Gottman (1999): *The Seven Principles for Making Marriage Work. A Practical Guide from the Country's Foremost Relationship Expert*. New York: Three Rivers Press, Dt. Ausgabe: *Die 7 Geheimnisse der glücklichen Ehe*. Ullstein, 2014

29 Gottman, *Seven Principles for Making Marriage Work*

30 Mona Barbera (2008): *Bring Yourself to Love. How Couples Can Turn Disconnection into Intimacy*. Boston: Dos Monos Press, S. X

31 Der Name und die Einzelheiten in diesem Fall wurden verändert wie in Schwartz (1997)

32 Ernest Becker (1977), *The Denial of Death*. New York: Simon & Schuster, S. 27

33 Leonard Cohen: »Anthem«, track 5 on *The Future*, Columbia, 1992

34 Thomas Merton (1965): *Seasons of Celebration. Meditations on the Cycle of Liturgical Feasts*. New York: Farrar, Straus and Giroux, S. 114–15

35 John Welwood (1996): *Love and Awakening. Discovering the Sacred Path of Intimate Relationship*. New York: HarperCollins, S. 231. Dt. Ausgabe: *Bewusst lieben. Ein Weg des Erwachens*. Arbor, 2014

36 Pema Chödrön (1994): *Start Where You Are. A Guide to Compassionate Living*. Boston: Shambhala, S. 56, S. 90

37 Gregg Levoy (1997): *Callings. Finding and Following an Authentic Life*. New York: Three Rivers Press, S. 180

38 Lydia Davis (2008): *Fast keine Erinnerung*. Aus dem Amerikanischen von Klaus Hoffer. © Literaturverlag Droschl: Graz/Wien 2008. Engl. Ausgabe: *Almost No Memory. Stories*. New York: Farrar, Straus and Giroux, 1997, S. 82

39 Terrence Real (2002): *How Can I Get Through to You? Closing the Intimacy Gap Between Men and Women*. New York: Fireside, S. 243

40 Real, *How Can I Get Through to You?*, S. 243–44

41 Real, S. 244

42 Janis Abrahms Spring (2004): *How Can I Forgive You?*, S. 124

Literaturverzeichnis

Barbera, Mona (2008): *Bring Yourself to Love. How Couples Can Turn Disconnection into Intimacy*. Boston: Dos Monos Press

Chödrön, Pema (1994): *Start Where You Are. A Guide to Compassionate Living.* Boston: Shambhala

Cushman, Philip (1995): *Constructing the Self, Constructing America. A Cultural History of Psychotherapy.* New York: Addison Wesley

Davis, Lydia (1997): *Almost No Memory: Stories.* New York: Farrar, Straus and Giroux. Dt. Ausgabe: *Fast keine Erinnerung. Stories.* Literaturverlag Droschl, 2008

Ford, Debbie (2002): *The Secret of the Shadow. The Power of Owning Your Whole Story.* New York: HarperCollins

Gilbert, Elizabeth (2006): *Eat, Pray, Love. One Woman's Search for Everything Across Italy, India, and Indonesia.* London: Penguin. Dt. Ausgabe: *Eat, Pray, Love. Eine Frau auf der Suche nach allem quer durch Italien, Indien und Indonesien.* Fischer, 2022

Gottman, John (1994): *Why Marriages Succeed or Fail. What You Can Learn from the Breakthrough Research to Make Your Marriage Last.* New York: Simon and Schuster

Gottman, John M. (1999): *The Seven Principles for Making Marriage Work. A Practical Guide from the Country's Foremost Relationship Expert.* New York: Three Rivers Press. Dt. Ausgabe: *Die 7 Geheimnisse der glücklichen Ehe.* Ullstein, 2014

Kipnis, Laura (2003): *Against Love: A Polemic.* New York: Pantheon

Levoy, Gregg (1997): *Callings: Finding and Following an Authentic Life.* New York: Three Rivers Press

Merton, Thomas (1965): *Seasons of Celebration. Meditations on the Cycle of Liturgical Feasts.* New York: Farrar, Straus and Giroux

Real, Terrence (2002): *How Can I Get Through to You? Closing the Intimacy Gap Between Men and Women.* New York: Fireside

Real, Terrence (1997): *I Don't Want to Talk About It. Overcoming the Secret Legacy of Male Depression.* New York: Fireside

Ruiz, Don Miguel (1999): *The Mastery of Love. A Practical Guide to the Art of Relationship.* San Rafael, CA: Amber- Allen. Dt. Ausgabe: *Vollendung in Liebe. Von der Kunst, mit sich und den anderen glücklich zu werden.* Ullstein, 2004

Schumaker, John F. (2006): *In Search of Happiness. Understanding the Endangered State of Mind.* London: Penguin

Schwartz, Richard C. (1995): *Internal Family Systems Therapy.* New York: Guilford. Dt. Ausgabe: *Systemische Therapie mit der inneren Familie.* Klett-Cotta, 2021

Schwartz, R. C. (1997): »Don't look back«, in: *Family Therapy Networker*, March/April, 40–45

Schwartz, R. C. (2023): *Introduction to the Internal Family Systems.* Boulder, CO: Sounds True. Dt. Ausgabe: *Das System der Inneren Familie: Einführung in die IFS-Therapie.* Kösel, 2024

Spring, Janice Abrahms (2004): *How Can I Forgive You? The Courage to Forgive, the Freedom Not To.* New York: Perennial Currents

Ventura, Michael (1985*): Shadow Dancing in the USA*. New York: St. Martin's Press

Welwood, John (ed.) (1985): *Challenge of the Heart. Love, Sex, and Intimacy in Changing Times*. Boston: Shambhala

Welwood, John (1996): *Love and Awakening. Discovering the Sacred Path of Intimate Relationship.* New York: HarperCollins Dt. Ausgabe: *Bewusst lieben. Ein Weg des Erwachens*. Arbor, 2014

Über den Autor

Richard C. Schwartz, PhD, ist der Begründer des Systems der Inneren Familie (IFS). IFS ist ein hoch wirksames und effidenzbasiertes therapeutisches Model, das unsere mehrteilige Persönlichkeit de-pathologisiert. Aktuell ist Richard Schwartz an der Harvard Medical School tätig. Zudem ist er Autor mehrerer international erfolgreicher Bücher.

Weltweite IFS-Institute bieten Trainings und Workshops in der Methode und Therapie sowohl für Fachpersonal als auch die breite Öffentlichkeit an.

www.ifs-institute.com
www.ifs-europe.net/

Übungsübersicht

Seite 35 – Gefühle von Leere oder von Ungeliebtsein

Seite 39 – Raum zum tiefen Austausch mit Ihrem Partner / Ihrer Partnerin

Seite 42 – Versagensgefühle und Hindernisse in Beziehungen

Seite 52 – Konfliktthemen und fürsorgliche Teile

Seite 60 – Extreme Gedanken und Gefühle

Seite 75 – Reaktionen der Familie

Seite 81 – Die eigenen Verbannten kennenlernen

Seite 96 – Extreme Glaubensätze über Liebe und Beziehungen

Seite 106 – Bindungs-Wieder-Verletzungen

Seite 122 – Verbannte Teile

Seite 132 – Trennungsszenario

Seite 138 – Hauptbeschützer und die drei Projekte